U0307580

国家 973 计划项目

"中医临床各科诊疗理论框架结构研究"成果

金元四大家医书校注丛书

石 岩 总主编

朱丹溪医案拾遗

战佳阳 邰冬梅 王 雪 校注

科学出版社

北 京

内 容 简 介

朱丹溪为金元四大家之一，更被誉为金元四大家集大成者，其医学思想及医学实践并重，对后世医家产生了重要影响。现将散在于他的学术著作之外的医案，进行收集并归类加以点校，集丹溪医案于一册，便于读者翻检。为了方便读者对医案的阅读和理解，我们对文中的疑难词语和中医术语均加以注释，并对一些医案加注按语，于医案后用序号标注，统一置于每章之后。

本书适用于中医医史文献研究者及临床工作者使用，也可供中医爱好者参考。

图书在版编目（CIP）数据

朱丹溪医案拾遗 / 战佳阳，邰冬梅，王雪校注. —北京：科学出版社，2021.6
（金元四大家医书校注丛书 / 石岩总主编）

ISBN 978-7-03-069165-1

Ⅰ. ①朱… Ⅱ. ①战… ②邰… ③王… Ⅲ. ①医案–汇编–中国–元代
Ⅳ. ①R249.47

中国版本图书馆 CIP 数据核字（2021）第 110712 号

责任编辑：刘　亚 / 责任校对：张小霞
责任印制：徐晓晨 / 封面设计：黄华斌

科 学 出 版 社 出版
北京东黄城根北街 16 号
邮政编码：100717
http://www.sciencep.com

北京中科印刷有限公司 印刷
科学出版社发行　各地新华书店经销

*

2021 年 6 月第 一 版　开本：720×1000 1/16
2021 年 6 月第一次印刷　印张：5 1/2
字数：85 000
定价：48.00 元
（如有印装质量问题，我社负责调换）

总前言

中医药学是一个伟大的宝库，其学术源远流长，其理论博大精深，其学说百家争鸣。若要真正掌握其思想精髓，灵活应用以治病救人，非熟读、领悟历代医学经典别无他路。国家中医药管理局因此提出"读经典，做临床"的口号，以倡导中医界的同事、学子，认真研读历代有代表性的中医典籍，以提高中医理论与临床水平。

金元时期是中医药学迅速发展的时期。受宋明理学的影响，中医药学针对宋以前的诊疗模式、临症方法展开了学术争鸣，全面探究病因病机理论，形成了新的外感内伤病机学说，即金元四大家的学术争鸣。他们对宋以前那种"方证相应""以方名证"，临证辨识"方证"的诊疗模式提出了挑战，开始大量使用《内经》阴阳五行、脏腑气血学说探讨病因病机，推导和辨析临症证候及症状发生和变化的机理。

金元四大家以刘完素为首。刘完素，字守真，自号通玄处士。河间人（今河北省河间县），故尊称刘河间。他在精研《素问》《伤寒论》的基础上，以"火热论"阐发六气病机，提出了"六气皆从火化"的著名论点，力主寒凉治病，创立了寒凉学派。主要著作有《素问玄机原病式》《黄帝素问宣明论方》和《素问病机气宜保命集》。

张从正，字子和，自号戴人。睢州考城人（今河南睢县、兰考一带）。私淑刘河间，治病宗河间寒凉之法，又发展河间寒凉学派为以寒凉攻邪为特点的攻邪学派。他认为疾病"或自外而入，或由内而生，皆邪气也"，邪留则正伤，邪去则正安，故治疗上以汗、吐、下三法攻除疾病。其代表作为《儒门事亲》。

李杲，字明之，真定人（今河北正定），居于东垣地区，晚号东垣老人。师事张元素，依据《内经》以胃气为本的理论，提出了"内伤脾胃，百病由生"的观点，治疗上强调调理脾胃，升提中气，创立了补土学派。其代表作为《脾胃论》《内外伤辨惑论》和《兰室秘藏》。

朱震亨，字彦修，婺州义乌人（今浙江义乌市），其乡有小河名丹溪，故尊之为丹溪翁。丹溪师事罗知悌，又受到刘完素、张从正、李杲三家学说的影响及程、朱理学的影响，倡导"阳常有余，阴常不足"和"相火"易于妄动耗伤精血的观点，治疗上主张滋阴降火，善用滋阴降火药，后世称其学术流派为养阴派。丹溪的著作，以《局方发挥》《格致余论》和《金匮钩玄》为代表，而《丹溪心法》等则为其门人弟子整理其学术经验而成书。

金元四大家及其传承弟子经过不断的研究、探讨与实践，构建了当时中医学临症诊疗模式及临症的基本理论框架，即"时方派"的特色学术。时方派的理论、实践及诊疗模式是在宋代医学着重方剂的收集、整理、汇总的基础上，又在临症理论、诊疗模式方面进行了一次更深入的研讨、辨析与提高，把古代有着各自发展轨迹的"医经理论"与"经方实践"在方法上进行了相融的构建，形成了金元时期用医经理论推导、辨析、诠释"方"与"证"之间关系的辨（病机）证施治的基本模型。这种初始的模型经过后世的不断发展、完善，逐渐丰富它的理论框架，形成了后世中医学临症的主流模式，亦是我们现代中医临症官方的主流模式。因此，认真研读金元四大家的著作，探讨金元时期学术争鸣的起因与内涵，辨析当时临症模式转换的背景及辨（病机）证施治的形成与发展，对于我们研究现代中医临症的诊疗模式，临症理论的框架结构具有不可或缺的意义。

作为国家重点研究课题973项目的一部分，我们汇集了金元四大家有影响的代表作11部及从诸书中汇总的《朱丹溪医案拾遗》1部，编辑成《金元四大家医书校注丛书》。通过筛选好的底本，配合校勘讹误，注释疑难，诠释含义等方式，深入准确地理解原著内容，以期方便读者学习了解金元四大家医书的内容。同时从学说的源流、背景、学术特色及对后世的影响等方面，对各书进行了系统研究。

不过限于水平，错误与疏漏之处在所难免，切望广大专家、读者批评指正。

编　者

2020 年 10 月

校注·说明

朱丹溪（1281—1358），名震亨，字彦修，婺州义乌（今浙江省义乌市）赤岸人，元代著名医家，其家乡有溪流名丹溪，"学者尊之而不敢字"，故因其地被称为"丹溪翁"。

丹溪年轻时因母亲有病，曾自学医学，后其理学的老师许谦因病让丹溪"游艺于医"，丹溪于是勤奋学医，后又遇刘完素再传弟子罗知悌，从其学医。终成一代名医，被称为金元四大家集大成者。

丹溪著作有《格致余论》《局方发挥》《丹溪心法》《金匮钩玄》《素问纠略》《本草衍义补遗》《伤寒论辨》《外科精要发挥》等。丹溪临床经验丰富，在著作中有众多医案，但是仍然有很多医案散在于其著作之外。

本书参考《名医类案》《续名医类案》《古今医案按》《宋元明清名医类案》《本草纲目》《永乐大典医药集》《古今针灸医案医话荟萃》等诸书，将散在其著作中的丹溪医案集在一册，以方便学习者查阅。本书校对注释原则如下：

一、底本竖排格式改为横排，底本表示文字位置的"右""左"，一律改为"上""下"，不出校记。

二、凡底本文字不误者，一律不改动原文；凡底本因刻致误的明显错别字，径改不注。校本有异文，有参考价值的，出校记说明之。

三、底本中不规范的药名，一律径改为规范药名，不再出校记说明。

四、原文中的异体字、古今字、俗写字，凡常见者一律径改为通行的简化字，不出校记。对于原文中的冷僻字、不常见的通假字、异体字等，酌情予以注释。

五、为便于读者阅读，本次整理对文中字词进行了详细注释，并以按语形式对原文加以说明。

校注者

2020 年 12 月

目　录

总前言

校注说明

一、中风 ………………………………………………………………… 1

二、伤寒 ………………………………………………………………… 4

三、伤风 ………………………………………………………………… 9

四、火热 ………………………………………………………………… 9

五、湿 …………………………………………………………………… 12

六、诸气 ………………………………………………………………… 14

七、饮食伤 ……………………………………………………………… 14

八、疟疾 ………………………………………………………………… 16

九、痢疾 ………………………………………………………………… 18

十、呕吐、吞酸 ………………………………………………………… 20

十一、呃逆 ……………………………………………………………… 21

十二、厥 ………………………………………………………………… 22

十三、痉 ………………………………………………………………… 23

十四、疝 ………………………………………………………………… 24

十五、内伤 ……………………………………………………………… 25

十六、虚损 ……………………………………………………………… 26

十七、消渴 ……………………………………………………………… 27

十八、血证 ……………………………………………………………… 28

十九、寒热 ……………………………………………………………… 29

二十、情志伤 …………………………………………………………… 31

二十一、痰 ……………………………………………………………… 32

二十二、噎膈 …………………………………………………………… 35

二十三、瘖 ……………………………………………………………… 36

二十四、咳喘 ……………………………………………… 38

二十五、肿胀 ……………………………………………… 40

二十六、痫 ………………………………………………… 42

二十七、梦遗滑精 ………………………………………… 42

二十八、淋闭、不禁 ……………………………………… 44

二十九、大便秘结 ………………………………………… 46

三十、煎阴病 ……………………………………………… 46

三十一、诸痛 ……………………………………………… 47

三十二、痛风 ……………………………………………… 50

三十三、痿 ………………………………………………… 50

三十四、积聚 ……………………………………………… 51

三十五、头面、五官 ……………………………………… 52

三十六、腿、足 …………………………………………… 54

三十七、疠风 ……………………………………………… 56

三十八、丹、疹 …………………………………………… 57

三十九、痘疮 ……………………………………………… 58

四十、痈疽疮疡 …………………………………………… 59

四十一、经带 ……………………………………………… 63

四十二、不孕 ……………………………………………… 66

四十三、交肠 ……………………………………………… 67

四十四、恶阻 ……………………………………………… 67

四十五、转胞 ……………………………………………… 68

四十六、胎漏 ……………………………………………… 70

四十七、堕胎 ……………………………………………… 71

四十八、难产 ……………………………………………… 72

四十九、产后 ……………………………………………… 73

五十、胎毒 ………………………………………………… 74

五十一、中毒 ……………………………………………… 75

五十二、其他 ……………………………………………… 75

主要参考资料 ……………………………………………… 76

一、中 风

丹溪治一人患滞下。一夕昏仆①，手舒撒，目上视，溲注，汗大泄，喉如拽锯②，脉大无伦次。此阴虚阳暴绝也。盖得之病后酒色。急灸气海穴，以续阳气，渐苏。服人参膏数斤而愈。[1]

一肥人，中风，用苍术、南星、酒芩、酒柏、茯苓、木通、升麻、厚朴、甘草、牛膝、红花，水煎。先吐，后药。

一人中风，口眼歪斜，语言不正，口角涎流，或③半身不遂，或全体如是。此因元气虚弱而受外邪，又兼酒色之过也。以人参、防风、麻黄、羌活、升麻、桔梗、石膏、黄芩、荆芥、天麻、南星、薄荷、葛根、赤芍药、杏仁、川归、川芎、白术、细辛、皂角等分，加葱姜水煎，入竹沥半盏，随灸风市、百会、曲池和绝骨、环跳、肩髃、三里等穴，以凿窍疏风，得微汗而愈。

李真三，患中风，半身不遂。羌活愈风汤加天麻、荆芥、僵蚕各一钱而愈。

吴能三，患中风，卒中昏不知人，口眼㖞④斜，半身不遂。痰厥、气厥。二陈汤加姜汁炒黄连、天麻、羌活、麦冬、僵蚕、南星、荆芥、独活、姜汁、竹沥。[2]

姜晟，年五十三岁，好饮酒，患中风，口㖞斜。搜风汤内加姜汁炒黄连、地龙、全蝎各八分，羌活、荆芥各一钱。

邱信，年四十三岁，患中风，肚甚疼，口眼㖞斜。苏合香丸服之，就⑤愈。后加姜汁竹沥全愈。[3]

徐浦三，好色，妾四人有色，患中风，四肢麻木无力，半身不遂。四物汤加天麻、苦参、黄柏、知母、麦冬、人参、白术、黄芪、僵蚕、全蝎、地龙而愈。

顾京一，年三十二岁，患中风，半身不遂，臂如角弓反张⑥。二陈加麦冬、川芎、当归各一钱，天麻、羌活、姜汁、炒黄连、黄芩各七分，荆芥、乌药各五分。数十贴而愈。

邱敏六，年三十六岁，患中风，四肢如瘫。此人好色，从幼做买卖，有外事。二陈与四物汤加人参、黄芪、白术、麦冬、姜汁、竹沥。百十贴而愈。

周忠信，患中风，头疼如破，言语謇[7]涩。小续命汤加防己、肉桂、黄芩、杏仁、芍药、甘草、芎藭、麻黄、人参、防风 一两半，羌活、大附子 半两，水三盅，枣二枚。食前煎服。

方延一，年三十九岁，患中风，一身俱麻。乌药顺气散加人参、白术、麦冬、川芎、当归。而愈。

陶文三，年五十六岁，患中风，身如刺痛。四物汤加防风、荆芥、蝉脱、麦冬、蔓荆子。王从一，年四十二岁，十指尽麻木并面麻。乃气虚症。补中益气汤加木香、附子 各五分，愈。又加麦冬、羌活、防风、乌药，服之，全愈。

汪文富，年四十六岁，患中风、偏枯[8]，四肢不随，手足挛拳。二陈汤加防风、虎胫骨、当归、杜仲、牛膝、续断、金毛狗脊、巴戟、石斛 各一钱。[4]

言清一，年三十七岁，乃匠[9]者，勤于动作，能饮酒，患中风，头目眩晕。二陈汤加防风、羌活、当归、芍药、人参、白术、黄连、熟地、川芎、甘蔗汁。

胡清，年三十六岁，平日好饮酒，大醉，一时晕倒，手足俱麻痹。用黄芪一两，天麻 五钱，甘蔗汁半盏。

时付三，患中风，双眼合闭，晕倒不知人，子也不识。四君子汤加竹沥、姜汁，二合。愈。

邓士付，患中风，卒[10]暴，涎流气闭，牙关紧急，眼目俱被损伤。二陈汤加白芷、天南星、甜葶苈、姜汁、竹沥，二合。愈。[5]

金付七，患中风，攻注四肢、骨节痛，遍身麻木，语言謇涩。二陈汤加川芎、羌活、姜蚕、枳壳、麻黄、桔梗、乌药。服之，愈。

徐太一，年二十三岁，患中风，一时晕倒不知人，母也不识。二陈汤加南星、当归、芍药、黄芪、熟地。

孙文正，年六十一岁，患中风，手足瘫痪，痰壅盛[11]，头眩。二陈加南星、姜汁、竹沥，服之。愈。

宗京舍，年二十九岁，患中风，四肢麻木，双足难行。二陈汤加当归、人参、麦冬、黄柏、杜仲、牛膝、白术。

何澄，患中风，四肢不知痛痒，麻木，乃气虚。大剂四君子汤加天麻、麦冬八分，黄芪、当归身。

穆林，年五十四岁，患中风，并小肠疝气。二陈汤加吴萸、葫芦芭、小茴香、熟地 各一钱。（以上自《名医类案》卷一）

『注释』

①仆：倒下。

②喉如拽锯：喉中痰鸣，呼吸困难而产生拉锯样的声音。

③或：有时。

④喎（wāi 歪）：同"歪"，不正。

⑤就：接近，趋向。

⑥角弓反张：病人的头项强直，腰背反折，向后弯曲如角弓状。

⑦蹇（jiǎn 捡）：通"謇"，口吃，结巴。

⑧偏枯：指一侧肢体偏瘫后，患肢比健侧枯瘦，麻木不仁。

⑨匠：木匠。

⑩卒（cù 促）：通"猝"，突然。

⑪壅盛：堵塞得十分严重。

『按语』

丹溪论中风以湿生痰，痰生热，热生风为辨。以实邪治而效。丹溪治疗中风重视顺气化痰，并兼顾活血、益气、养血。

[1] 此为中风之脱证，救脱如救火，岂容稍缓。案中急灸气海，是救急方法。然古人救脱用独参汤，从无用参膏者，煎参膏一法，大可商榷。

[2] 责之于外邪而重用解表药以凿窍疏风，不同于丹溪对中风的病机认识和一般治法，效用如何，有待考证。

[3] 中风闭证，作痰治，组方甚佳。

[4] 以虎胫骨、牛膝、杜仲等养血暖筋，治法灵活，各种补肾药的功效远远超过二陈汤。

[5] 此为中风闭证，以二陈汤加姜汁、竹沥用其他药物为治，符合丹溪"治痰为先"的原则。

二、伤　寒

丹溪治一人，旧有下疳疮，忽头疼、发热、自汗，众作伤寒治，反剧。脉弦甚，七至①，重则涩。丹溪曰：此病在厥阴，而与证不对。以小柴胡加草龙胆、胡黄连，热服，四贴而安。[1]

施宗一，患伤寒，连饮水，大碗十数碗。小柴胡加花粉、干葛。

吴支七，患伤寒，发热如火，口干要饮水。小柴胡去半夏加干葛、花粉、黄芩。

梁本一，患伤寒，胸胁疼。小柴胡加木通、枳壳、薏苡、香附、芍药。

黄进，年五十六岁，好饮酒，患伤寒，发热，口干似火烧。补中益气汤内加鸡矩子 八分、甘蔗汁 二合、芍药、地黄汁、当归、川芎各一钱。服之愈。[2]

李谨三，年三十四岁，患伤寒，发热，身如蒙②刺痛。四物加生地、红花各八分，人参、白术，黄芪。

马敬一，患伤寒，发热身痒。小柴胡内加紫背浮萍、川芎、当归、牡丹皮、白芍、熟地黄。

吴亮，年六十三岁，患伤寒，发热头痛，泄泻一日一夜二三十度③。五苓散加白术、神曲、芍药、砂仁各一钱。服之，愈。

朱宽，年四十二岁，患伤寒，肚腹疼痛，发热如火。人参养胃汤内加柴胡、煨姜、干姜。服之，愈。[3]

姜连一，患伤寒，腰疼，左脚似冰。小柴胡汤加五味子十二粒，黄柏、杜仲、牛膝。

唐敬三，患伤寒，发热心疼。人参养胃汤加知母、砂仁、草豆蔻各一钱。

邵璠一，患伤寒，发热胸疼，痛如刀刺。小肠经也。小柴胡加木通、前胡、灯心。

刘光泽，年七十一岁，患伤寒，头疼发热，四肢冷如冰。局方不换金正气散加五味子、黄芪、人参、白术、当归身。

顾曾八，年五十二岁，患伤寒，偏枯，四肢不随，手足挛拳。济生方加虎骨酒、石斛、石榴叶、防风、虎胫骨、当归、茵芋叶、杜仲、牛膝、芎藭、苦参、金毛狗脊、苍术、木通。

罗光远，年六十三岁，患伤寒，发热，四肢不随。补中益气汤而愈。

周本道，年三十七岁，患伤寒，头痛略④恶寒。小柴胡汤加人参、白术、川芎、当归、白芷。

浦海二，患伤寒，头痛，人参养胃汤而愈。

张民一，患伤寒，发热头疼，四肢骨痛。人参养胃汤加枳壳、桔梗。

邱本三，患伤寒，发热，四肢倦怠。补中益气汤加柴胡、黄芩。

林信一，患伤寒，发热，补中益气汤而愈。

曹九三，患伤寒，腰肚疼痛。人参养胃汤加杜仲、姜汁。服之，愈。

吴中六，患伤寒，双脚挛拳，寸步难行。补中益气汤加黄柏、知母。服之而愈。

胡文亮，年三十五岁，好男色，患伤寒，发热，四肢无力，两膀酸疼。小柴胡加四物汤，加人参、白术。服之，愈。

言秉安，年五十岁，患伤寒，发热，四肢厥冷。补中益气汤加五味子、木香、麦冬、丁香。

孔士能，患伤寒，发热，四肢无力，腰疼。小柴胡加白术、黄芪、五味子、天花粉、干葛。

曹江，患伤寒，发热，气喘咳嗽，有痰。参苏饮减去紫苏，加麦冬、天冬、贝母、款花、白术各等分⑤。[4]

江亮，年三十六岁，患伤寒，咳嗽，夜发昼可⑥。作阴虚治之。补中益气汤加天冬、麦冬、当归身、五味子十五粒、贝母。[5]

许纪，年三十九岁，患伤寒，发热，狂言⑦谵语⑧。小柴胡汤加黄连、人参、白术、生甘草。

高远，年六十一岁，患伤寒，发热，腹痛。人参养胃汤加木香、白芍药。服之，愈。

方述，年四十九岁，患伤寒，胸热口干，大便泄泻数十次。五苓散加白术、神曲、白芍、麦冬、干葛、五味子。服之，愈。

毛能三，患伤寒，足冷到膝。补中益气汤加五味子、人参一钱五分。而愈。

项太一，年二十九岁，患伤寒，头痛发热，胁疼，四肢疼痛，胸痛不止。小柴胡汤加羌活、桔梗、香附、枳壳。愈。

许祖一，年十一，患伤寒，头疼，发热，自汗，连腰痛。小柴胡汤加枳壳、白术、香附、木通。

高阳三，年四十五岁，患伤寒，胁痛，膀疼。香苏饮加人参、柴胡、桔梗、香附、黄芩。（以上自《名医类案》卷一）

朱丹溪治一人，素⑨嗜⑩酒。因暴⑪风寒，衣薄遂觉倦怠，不思饮食，至夜大发热，遍身疼痛如被[12]杖，微恶寒。天明诊之，六脉浮大，按之豁然，左为甚。因作极虚受风寒治之。人参为君，黄芪、白术、归身为臣，苍术、甘草、木通、干葛为佐使。大剂与之，至五贴后，通[13]身汗如雨，凡[14]三易被，得睡觉来，诸证悉[15]除。[6]

卢兄，年四十九岁，自来大便下血，脉沉迟涩，面黄神倦者二年矣。九月间因劳倦发热，自服参苏饮二贴，热退。早起小劳遇寒，两手背与面紫黑，昏仆，少时却[16]醒，身大热、妄语、口干，身痛至不可眠。丹溪脉之，三部[17]不调，微带数，重取虚豁，左手大于右手。以人参 二钱半，带节麻黄、黄芪 各一钱，白术二钱，当归 五分。与三五贴，得睡，醒来大汗如雨，即安。两日后再发胁痛、咳嗽，若睡时，嗽不作而妄语，且微恶寒。诊其脉似前，而左略带紧。丹溪曰：此体虚再感寒也，仍以前药加半夏、茯苓。至十余贴。再得大汗而安。后身倦不可久坐，不思饮食，用补中益气去凉药加神曲、半夏、砂仁。五七十贴而安。[7]

一人五月内，大发热而谵语，肢体不能举[18]，喜冷饮。丹溪诊其脉洪大而数，用黄芪、茯苓浓煎如膏，却用凉水调与之，三四服后，病者昏愦[19]如死状，但颜色不改、气息如常，至次早方醒，诸证悉退而安。[8]

『注释』

①七至：即一息七至。

②蒙：受，遭受。

③度：次。

④略：稍微。

⑤等分：相等的分量。

⑥可：尚可，正常。

⑦狂言：病态下言语粗鲁狂妄，失却理智控制的症状。

⑧谵语：患者在神志不清的情况下胡言乱语的症状。

⑨素：平时。

⑩嗜：特别喜好。

⑪暴：同"曝"，遭受。

⑫被：遭受，蒙受。

⑬通：全。

⑭凡：总共，一共。

⑮悉：全、都。

⑯却：且、还。

⑰三部：即寸、关、尺三部。

⑱举：举起，抬起。

⑲昏愦（kuì 溃）：神志昏乱，不明事理的症状。

『原文』

又治一老人，饥寒作劳，患头疼恶寒发热，骨节疼、无汗、妄语，时作时止。自服参苏饮取汗，汗大出而热不退。至第四日，诊其脉：洪数而左甚。朱曰：此内伤证，因饥而胃虚，加以作劳，阳明虽受寒气不可攻击，当大补其虚，俟^①胃气充实，必自汗而解。遂以参、芪、归、术、陈皮、甘草加附子二片，一昼夜尽五贴，至三日，口稍干，言有次绪，诸证虽解，热尚未退，乃去附加芍药。又两日，渐思食，颇精爽，间^②与肉羹。又三日，汗自出，热退，脉虽不散、洪数尚存。朱谓：此脉洪当作大论，年高而误汗，以后必有虚证见^③。又与前药，至次日，自言病以来不更衣^④十三日矣，今谷道虚坐努责^⑤进痛，如痢状不堪，自欲用大黄等物。朱曰：大便非实闭，乃气因误汗而虚，不得充腹，无力可努，仍用前药，间以肉汁粥，及苁蓉粥与之。翌日^⑥浓煎椒葱汤浸下体，方大便。诊其脉仍未敛，此气血仍未复，又与前药，两日小便不通，小腹满闷，但^⑦仰卧则点滴而出。朱曰：补药未至，与前方倍加参、芪，两日小便方利。又服补药半月而安。（自《古今医案按》卷一）[9]

一人项强，动则微痛，脉弦而数实，右为甚。作痰热客^⑧太阳经治之，以二陈汤加酒洗黄芩、羌活、红花，而愈。

一少年病热，两颧火赤，躁^⑨走于庭，不能自禁，将蹈河。丹溪曰：此阴证也，制附子汤饮之。饮已，其病如失。

台州周进士，病恶寒，虽暑亦必以绵蒙^⑩其首，服附子数百，增剧^⑪。丹溪曰：此热甚反寒，乃以辛凉之剂投之，吐痰一升许^⑫，而蒙首之绵减半，仍用防风通圣散愈。周固^⑬喜甚。先生曰：病愈后，惟淡食以养胃，内视^⑭以养神，则水可升，火可降，否则附毒必发，殊^⑮不可救。彼不能然，后果疽发背而死。（以上自《宋元明清名医类案》朱丹溪医案）

『注释』

①俟（sì四）：等待。

②间：间或，断断续续地。

③见：通"现"，出现。

④更衣：大便。

⑤虚坐努责：形容某些肠道或肛门疾病，便意频繁，但却排不出大便的现象。

⑥翌（yì异）日：明天，第二天。

⑦但：只，仅。

⑧客：指邪气入侵。

⑨躁：急躁，烦躁。

⑩蒙：覆盖。

⑪剧：严重，厉害。

⑫许：大约的数量，相当于左右。

⑬固：本来。

⑭内视：指排除杂念，清净心思。

⑮殊：绝。

『按语』

[1] 本证有发热，然非外感，系酒毒。本证因素患下痢，故泻厥阴之热。小柴胡加草龙胆、胡黄连，将经方作为时方加减用之，寓实则泻其子之义，颇有深意。

[2] 丹溪治外感往往参用治内伤之法，体质内虚者，多用补中益气汤，此案为内伤夹外感，故亦用之。"好饮酒"，故加鸡矩子（枳椇子）解其酒毒；"口干似火烧"，故加甘蔗汁、芍药、地黄汁。

[3] 人参养胃汤即养胃汤，乃平和之剂，能温中解表，不至于妄扰，丹溪多用于治疗伤寒。

[4] 丹溪以参苏饮加减，减缓发表而增强润肺镇咳化痰之力，十分对证。

[5] 咳嗽夜剧，属阴虚，二冬、当归身、五味子为养阴常用药，但在益气升阳补中益气汤的基础上运用，不甚确切，即使是气阴两虚的虚证，也不宜过于升提。此方效果有待考证。

[6] 非常典型地体现了丹溪从虚治外感的基本观点，诊断的依据主要是脉象，

从脉浮大，按之豁然，得知其正极虚，用药取法于补中益气，用参芪术归益气养血，仅经苍术、干葛二味辛散解表。其治重在扶正，兼以祛邪。大剂服至五贴始得大汗。

[7] 与[6]医案略同，其病遇寒而起，根据其脉虚豁诊断为虚证。治疗用扶正祛邪之法，后正复始从汗解。但是由于素体久虚，病后补气并补益脾胃加以调补。

[8] 此案当用人参白虎汤者，却纯以补药治疗，由于肢体不能举，为虚证，用芪苓煎膏，凉水调服。效果神奇。

[9] 此案患者年老脾虚外感寒气，丹溪补其元气，元气实而自出汗，祛邪外出。

三、伤　风

丹溪治金得，年三十八岁，面色青白，患伤风，身热，大便不通。小柴胡汤加羌活、枳壳、桃仁、麻子仁各七分。

一人，黑色，能饮酒，患伤风，头疼，身疼，如火热，骨痛无比，不吃饭。人参败毒散加干葛。

卢正一，年四十五岁，患伤风，腰疼、身热、饮水。小柴胡汤加杜仲、牛膝、天花粉、连翘、干葛。

王成三，患伤风，腹泻百二十来度。五苓散加白术 三钱，前胡 八分，羌活 一钱，苍术 二钱，神曲 一钱。

方恺三，患伤风，心疼。败毒散加山栀 九分，白芍 一钱五分，草豆蔻 一钱五分，木香 一钱。

祝显一，患伤风，小便白浊无度。小柴胡汤加黄柏、知母、白术、芍药、当归 各一钱，莲肉 一钱，秋石 八分。（以上自《名医类案》卷一）

四、火　热

丹溪治一妇，患心中如火，一烧便入小肠，急去小便，大便随时亦出，如此三年。求治，脉滑数，此相火送入小肠经，以四物汤加炒连、柏、小茴香、木通，四贴而安。

一人虚损，身如麻木，脚底如火。以柴胡、牛蒡子、川归、白芍、参、术、黄芪、升麻、防风、羌活、荆芥、牛膝，四十贴而愈。

一人，每晨饮烧酒数杯，后终日饮常①酒，至五、六月大发热。医用冰摊②心腹，消③复增之，内饮以药，三日乃愈。

一妇，年四十，外则觉冷，内则觉热，身疼，头痛，倦怠，脉虚微涩。以川芎、芍药、柴胡 各五分，羌活、炒柏、炙草 各三分，南星 一钱，姜 二片服。[1]

一妇，年五十余，满身骨节痛，半日以后发热，至半夜时却退。乃以白术 一钱半，苍术、陈皮 各一钱，炒柏 五分，羌活，木通、通草 各三分。[2]

一人，因寒月涉水，又劳苦，于久疟乍④安之余，腿腰痛，渐渐浑身痛，胁痛，发热，脉涩。此劳倦乏力也。以黄芪 五钱，白术、苍术、陈皮 各一钱，人参、炒柏 各五分，木通 三分，炙甘草 二分，煎下龙荟丸。[3]

一妇，午后发热，遍身痛，血少，月经黑色，大便闭⑤。以芍药 五钱，黄芪、苍术 各三钱，炒柏、木通 各二钱。

一妇，年近二十，发热，闭目则热甚，渴思水解，脉涩而浊混。此食痰也。以干葛、白术、陈皮、片芩、木通、桔梗、黄连、甘草，下保和丸二十粒。[4]

一男子，因恐发热，心下不安。以南星、茯苓 各五钱，朱砂 二钱，分作六贴。再用人参、当归、柴胡 各三钱，黄芩、川芎、木通 各二钱，甘草 五分，红花少许，分四贴水煎。取金银器同煎，热调服。（以上自《名医类案》卷二）

一男子，年三十余，因饮酒发热，又兼房劳虚乏。乃服补气血之药，加葛根以解酒毒。微汗出，人反懈怠，热如故⑥，此乃气血虚，不禁⑦葛根之散⑧也，必须鸡矩子解其毒，遂煎药中加而服之，乃愈。（《本草纲目》三十一卷）

小便降火甚速。常见一老妇，年逾八十，貌似四十。询其故？常有恶病，人教服人尿，四十余年矣！且老健无他病，而何谓之性寒不宜多服耶？凡阴虚火动，热蒸如燎⑨，服药无益者，非小便不能除。（《本草纲目》五十二卷）

朱丹溪治一人，夜间发热，早晨退，五心烦热无休⑩，六脉沉数。此郁火也。用升阳散火汤。热退以四物加知、柏，佐以干姜。调理而安。

朱丹溪治施卜，年四十，因炙火太多，病肠内下血粪，肚痛，今痛自止，善呕清水，食不下，宜清胃口之热，黄芩、甘草、茯神。症悉退，后戒⑪冷物而痊⑫。（以上自《续名医类案》卷五）

郑义士家一少年，秋初病热，口渴而妄语，两颧火赤，医作大热治。翁诊之，脉弱而迟⑬，告曰：此作劳后病温，惟当服补剂，自己。今六脉⑭皆搏手⑮，必凉药所致。竟以附子汤啜⑯之，应手而瘥⑰。（《九灵山房集》卷十）

『 注释 』

①常：普通。

②摊：平铺。

③消：消融。

④乍：刚，才。

⑤闭：闭塞，不通。

⑥故：原来，从前。

⑦禁：禁得起，受得住。

⑧散：发散。

⑨燎：火烤。

⑩无休：不停止。

⑪戒：戒除。

⑫痊（quán 全）：病愈，恢复健康。

⑬迟：一息三至为迟。

⑭六脉：左右手各有"寸、关、尺"三部的合称。

⑮搏手：指脉的跳动明显，触顶切脉者的手指。

⑯啜（chuò 绰）：饮，喝。

⑰瘥（chài 虿）：病愈。

『 按语 』

[1] 患者外觉冷内觉热，头身疼痛，为外感，以柴胡、羌活、生姜透热于外，黄柏清热于里，由于脉虚所以用芎、芍和血。

[2] 此为温热兼湿，故以羌活、苍术透热，黄柏清热，木通、通草渗热，而以白术、陈皮和其里。

[3] 患者症见劳苦久疟，劳倦乏力，为内虚之证，所以重用参芪术草等补药；寒月涉水，身疼发热，因为有郁热在内，虽有寒湿而不重，所以仅以苍术一味辛温发散。以黄柏清燥，用木通渗利。

[4] 发热渴饮，脉涩且浊混，判断为食痰，故以清热化痰消食为主治。

五、湿

丹溪治一人，患湿气，背如负二百斤重。以茯苓、白术、干姜、桂心、泽泻、猪苓、酒芩、木通、苍术。服愈。[1]

一少年，素湿热，又新婚而劳倦，胸膈不快，觉有冷饮，脉涩大。因多服辛温大散药，血气俱衰。以苍术、白术、半夏、陈皮 各五钱，白芍 六钱，龟板 七钱半，柏皮、甘草 各一钱半。黄芩 三钱，宿砂 一钱，炊饼丸。服愈。

一人，因湿气，两胁疼痛，腰脚亦痛，白浊①。渗湿汤加参、术、木通、泽泻、防己、甘草、苍术、苍耳、黄柏、知母、牡蛎、龟板、川归、白芍、地黄等分。煎服，愈。

一人，因湿气，腰似折，胯似冰。以除湿汤加附子、半夏、厚朴、苍术、木香、陈皮、茯苓、牛膝、杜仲、酒芩、猪苓、泽泻、黄柏、知母等分。煎服，愈。

一人，湿气，二胯痛，小便不利。当归拈痛汤加滑石、木通、灯心、猪苓、泽泻。

一女子，十七八岁，发尽脱，饮食起居如常。脉微弦而涩，轻重皆同。此厚味成热，湿痰在膈间，复②因多食梅，酸味以致湿热之痰，随上升之气至于头，熏蒸发根之血，渐成枯槁③，遂一时脱落，宜补血升散之药。用防风通圣散去硝，惟大黄三度酒制炒，兼以四物汤酒制，合作小剂煎，以灰汤入水频与之。两月余，诊其脉，湿热渐解，乃停药，淡味调养，二年发长如初。（以上自《名医类案》卷二）[2]

朱丹溪治朱秀衣，久坐受湿，能饮酒，下血，以苦涩药兜④之，遂成肿疾，而肚足皆肿，口渴、中满、无力，脉涩而短。乃血为湿气所伤。法当行湿顺气，清热化积。用滑石 一钱五分，白术 五分，木通 七分，厚朴 五分，干葛 五分，苍术 三分，苏叶 七片，水煎，次第⑤下保和丸与温中丸各五十丸。（《续名医类案》卷四）[3]

朱丹溪治一人，素⑥耽⑦于酒，患遍身关节肿痛，此愈彼剧⑧，胸膈不宽。此酒湿症，痰饮在胃，流注经络，即流饮症也。用二陈汤加酒芩、苍术、羌活、威灵仙、泽泻、倍葛根。而愈。

朱丹溪治一人，因浴冷水，发热头痛，脉紧，此有寒湿也。宜温药汗之，苍术、麻黄、干葛、甘草、陈皮、川芎，二剂。得汗后知病退，又与下补药，陈皮、

川芎、干葛、白术、苍术、人参、木通、甘草，四剂，姜水煎服。（以上自《续名医类案》卷十六）[4]

『注释』

①浊：混浊。

②复：再，又。

③枯槁：干枯。

④兜：包围，承接。

⑤次第：按顺序。

⑥素：平时。

⑦耽（dān担）：沉溺，爱好而沉浸其中。

⑧剧：加重。

『按语』

[1]《金匮要略》以苓姜术甘汤治寒湿伤肾，但小便自利者。丹溪合五苓散，应当兼小便不利。

[2] 丹溪以"厚味成热，湿痰在膈间" "随上升之气至于头，熏蒸发根之血"判断脱发的病机，治以防风通圣散，大黄三次酒炒则取先升后降，四物汤酒制符合"补血升散"的治则。如此组方，痰湿渐解而新血生，发亦生。

[3] 久坐湿地则湿自外感，饮酒则湿热内生，此时大便下血属湿热内伤，宜行湿消热，反用苦涩药兜止，湿热下无出路，泛滥为肿。滑石、木通，行湿热于下窍；干葛、苍术、苏叶，透湿气于肌表；厚朴、苏叶，并能理气；干葛兼可解酒毒。保和丸与温中丸则清理肠胃，理气化积。组方细腻可见一斑。

[4]《金匮要略》以麻黄加术汤发其汗，丹溪遵其法而不执其方。汗后气伤，以补药气药见功，汗药二剂而补药四剂，可见丹溪重视正气的治疗思想。

六、诸　气

朱丹溪治郑仲游，年二十三岁，膈有一点相引痛，吸气皮觉急①。滑石、枳壳炒 各一两，桃仁、黄连炒 各半两，炙甘草 二钱，为末。每服一钱半，以萝卜汁研煎熟饮之，一日三、五次。

郑仲本，年二十七，因吃热补药，又妄②自学吐纳，以致气乱血热，嗽血消瘦，遂与倒仓法。今嗽血消瘦已除。因吃炒豆米，膈间有一点气梗③痛，似有一条丝垂映在腰，小腹亦痛，大率④偏在左边，此肝部有恶血行未尽也。滑石、枳壳 一两，柴胡、黄连 五分，桃仁 二两，黄丹 三钱，生甘草 二钱，红花 一钱。服法同前案⑤。

朱丹溪治一妇，气自小腹丹田冲上，遂吐清水，火气上逆。由丹田虚寒故也。用白术 二两、白豆蔻 五钱为末。早饭后以白汤送下。白术补脾，豆蔻温肺，此药服之，则金水相生，其病自愈。若在男子纯阴无阳，则为不治之症矣。既是丹田虚寒，何以纯用脾药？所云：金水相生之义亦未的⑥，二药不过补脾扶气而已。（以上自《续名医类案》卷十四）

『注释』

①急：紧，紧缩。

②妄：胡乱，随便。

③梗：阻塞。

④率（shuài 帅）：大致，一般。

⑤案：文书，案卷，此处意指前一病例。

⑥的（dì 弟）：确实。

七、饮　食　伤

朱丹溪治胡孺人①，因吃冷粉与肉，头痛自汗，膈痞，小便赤。用白术 三钱半，陈皮一钱半，木通、川芎、黄芩各五分。姜水煎熟，吞之，草豆蔻丸、阿魏丸、保和丸各五十粒。

朱丹溪治一饮酒人，胸大满，发热、夜谵语，类[2]伤寒，右脉不和、左大。与补中益气汤去黄芪、柴胡、升麻，加半夏。以黄芪补气，柴胡、升麻又升，故去之。服后病愈。因食凉物心痛，于前药中加草豆蔻数粒，愈。

朱丹溪治一丈夫，因酒多下血，肚疼后重[3]成痢。滑石 半两，连翘、黄芩、木通、白芍、枳壳、白术 各二钱，甘草 五分，桃仁 二十一枚。分四帖服。

有人因忧愁中伤，食结积在肠胃，欲发吐利，自冬至后暑月积伤发，暴下数日不止。玉函云：下痢至隔[4]年、月、日应期[5]而发者，此为有积，宜下之。止用温脾汤尤佳。如难下，可佐以干姜丸各等分，后服白术散各等分。以上细末每二钱、水一盏、姜三片、枣一个，煎六分，温服。

一丈夫，酒多病泄，久不愈。又自进附、椒等，食不进，泄愈多。滑石、黄芩各半两，干姜、黄连、樗[6]皮，粥为丸，每服百丸。（以上自《续名医类案》卷九）

里人陈时叔，病胀，腹如斗，医用利药，转加[7]。翁诊之，脉数而涩，告曰：此得之嗜酒，嗜酒则血伤，血伤则脾土之阴亦伤，胃虽受[8]谷，不能以转输，故阳升阴降而否[9]矣。陈曰：某[10]以[11]嗜酒，前后溲[12]见血者有年。翁，用补血之剂投之，验。

一妇人，病不知人，稍苏，则号叫数回而复昏。翁诊之，肝脉弦数而且滑，曰：此怒心所为，盖[13]得之怒而强[14]酒也。诘[15]之，则不得于夫[16]，每遇夜，引[17]满自酌[18]解其怀[19]。翁治以流痰降火之剂，而加香附，以散肝分之郁，立[20]愈。（以上自《九灵山房集》卷十）

『 注释 』

①孺人：大夫的妻子，宋代五品官的母亲或妻子的封号，明清为七品官的母亲或妻子的封号。

②类：类似，像。

③后重：大便时窘迫，但排出不畅，肛门有重坠的感觉。

④隔：间隔。

⑤应期：对应的日期。

⑥樗（chū 初）：臭椿的别名。

⑦加：加重。

⑧受：受纳。

⑨否（pǐ 匹）：原属卦名，意义为天地不交。此处指阴阳升降失调而言。

⑩某：我。

⑪以：因为。

⑫前后溲：指小便、大便。

⑬盖：大概。

⑭强：竭力、尽力、勉强。

⑮诘（jié 洁）：责问，追问。

⑯不得于夫：不被丈夫所宠爱。

⑰引：取过来。

⑱自酌（zhuó 浊）：自己斟酒喝。

⑲怀：心情，情绪。

⑳立：立刻，马上。

八、疟　疾

一妇久痢，因哭子变疟，医与四兽饮之类，一日五六作①，汗如雨不止，凡②两月。朱诊之，脉微数，食少疲甚，盖痢后无阴，悲哀伤气，又进湿热之药，助起旺火，正气愈虚，汗既③大出，无邪可治，阴虚阳散，死在旦夕④，岂小剂之所能补？遂用参、术 各二两，白芍 一两，黄芪 半两，炙甘草 二钱，作大服浓煎一盏，日服三、四次，两日寒热止而愈。[1]

一壮男子，因劳役发嗽，得痎疟⑤。又服发散药，三发后变为发热、舌短、语言不正、痰吼有声，脉洪数似滑。先用独参汤加竹沥、二蛤壳后，吐膠⑥痰三块，舌本正，而言可辨。症未退，后用人参黄芪汤，服半月，诸症皆退。粥食调养二月，方能起立，而愈。[2]

一人年三十余，久疟虚甚，盗汗得嗽，嗽来便热，夜甚。以甘草些少、白术二钱半、防风 一钱，人参、黄芪、黄连 各五分，干姜 二分，数服而愈。[3]

二妇人同病疟，一者面光泽，乃湿在气分，非汗不解。两发汗出，而愈。一者面赤黑色，乃暑伤血分，用四物加辛苦寒之剂。二日，发唇疮而愈。临病处治，其可执一乎？（以上自《名医类案》卷三）

朱丹溪治义一侄⑦妇，疟疾初安，因冲气又发腰痛、白浊。已与参、术、槟榔、半夏，补方治疟，又教以煅牡蛎 一钱，木通 五分，炒柏 三分，治浊。入萆薢、杜仲、枸杞根，治腰痛。为粗末，同服。

一男子患疟，久而腹胀，脉不数而微弦，重取则来不滑利，轻又皆无力。遂与三和汤，令于方中倍⑧加白术，入姜汁服之。数服而小便利一二行，腹稍减，随⑨又小便短少，作血气两虚。于前药中入人参、牛膝、归身，作大剂服四十余帖而愈。[4]

一人久疟，先间⑩日，后一日一来，早晚不定，皆肾不纳气故也。用人参、茯苓、半夏 各一钱，丁香、五味子 各五分，益智、甘草 各三分，姜水煎服。（以上自《续名医类案》卷七）

『注释』

①作：发作。

②凡：一共。

③既：已经。

④旦夕：早晚，指时间短暂。

⑤痎（jiē 皆）疟：疟疾的古代统称。

⑥膠（jiāo 胶）：黏质。

⑦侄：同"侄"。

⑧倍：加倍。

⑨随：随即，接着。

⑩间：间隔，间断。

『按语』

[1] 久痢而大汗，属"死在旦夕"的"阳暴绝""阳脱"或"阳散"的危证，故浓煎大剂的益气固脱药为治。

[2] 脉洪似滑，兼有发热，似表里未清，先用独参汤，而症未退，属真虚假实，后用人参黄芪汤，诸症悉退。痰病变证颇多，表现复杂，必当明辨。

[3] 久疟虚甚，盗汗出，益气固表为主，以黄连、干姜调和阴阳。

[4] 三和汤即《太平惠民和剂局方》三和散，治五脏不调，三焦不和等，丹溪

活用治疟兼胀，十分恰当，倍用白术，以制辛散以助其气。后归结为加人参、牛膝、归身，大剂以补益气血，日久见效。

九、痢 疾

朱丹溪治青田人，下痢红紫血，下坠逼迫，不渴不热，用白术、白芍各一两，陈皮、枳壳、归身、滑石 各半两，甘草炙 二钱，桃仁三十六个，分八帖，下实肠丸三十粒。

朱丹溪治八婶，将产患痢，脉细弦而稍数，后重里急①，用滑石 三钱，白芍二钱，枳壳炒 一钱五分，木通 二钱，甘草 五分，白术 二钱，茯苓 一钱，桃仁九枚研，同煎。（以上自《续名医类案》卷八、卷二十四）

叶先生名仪，尝与丹溪俱从白云许先生学。其记病云：岁癸酉秋八月，予病滞下②，痛作，绝③不食饮，既而困惫不可起床，乃以衽席④及荐⑤，阙⑥其中而听⑦其自下焉。时朱彦修氏客⑧城中，以⑨友生之好。日过视予，饮予药，但日⑩服而病日增。明游哗然⑪议之，彦修弗顾也。浃旬⑫病益甚，痰窒咽如絮，呻吟亘⑬昼夜。私⑭自虞⑮与二子诀⑯。二子哭，道路相传谓予死矣。彦修闻之曰：吁！此必传者之妄⑰也。翌日⑱天甫明，来视予脉，煮小承气汤饮予。药下咽，觉所苦者自上下，凡一再行，意冷然。越日⑲遂进粥，渐愈。明游因问彦修治法，答曰：前诊气口脉虚，形虽实而面黄稍白，此由平素与人接言多，多言者中气虚。又其人务竟⑳已事，恒㉑失之饥而伤于饱，伤于饱其流为积，积之久，为此证。夫滞下之病，谓宜去其旧而新是图，而我顾㉒投以参、术、陈皮、芍药等补剂十余贴，安得不日以剧？然非浃旬之补，岂能当此两帖承气哉！故先补完胃气之伤，而后去其积，则一旦霍然㉓矣。众皆敛衽㉔而服。[1]

陈宅仁，年近七十，厚味人也，有久喘病而作止不常㉕。新秋患痢，食大减，五七日呕逆㉖发呃㉗。丹溪视脉皆大豁，众以为难。朱曰：形瘦者尚可为㉘，以黄柏炒燥研末，陈米饭丸小豌豆大，每服三十丸。人参、白术、茯苓三味，煎浓汤下，连服三剂，即愈。切㉙不可下丁香等热药。（以上《古今医案》卷三）[2]

浦江郑义宗患滞下，昏仆，目上视，溲注，汗泄，脉大。此阴虚阳暴绝，得之病后酒色，丹溪为灸气海渐苏，服人参膏数斤，愈。（《古今针灸医案医话荟萃》痢疾）

『注释』

①后重里急：大便时窘迫，但排出不畅，肛门有重坠的感觉，叫"后重"。未大便前腹痛，欲大便时迫不急等，叫"里急"。

②滞下：痢疾的古病名。

③绝：完全。

④祍席：衣襟和席子。

⑤荐：垫子。

⑥阙（què 却）：使……空缺。

⑦听：听任，听凭，任凭。

⑧客：作客，客居。

⑨以：因为。

⑩日：一天天。

⑪哗然：声音大而杂乱。

⑫浃旬：十天。

⑬亘（gèn 艮）：横贯，从……到。

⑭私：私下，偷偷地。

⑮虞：担忧。

⑯诀：诀别。

⑰妄：荒诞，荒谬。

⑱翌（yì 义）日：明天，第二天。

⑲甫：刚刚，开始。

⑳越日：隔一天，过一天。

㉑竟：完成。

㉒恒：经常，常常。

㉓顾：反而。

㉔霍然：迅疾的样子。

㉕敛祍：整理衣襟，表示敬意。

㉖不常：不固定。

㉗呕逆：气逆上冲，喉间呃呃作声，连续不断的症状。

㉘发呃：打嗝。

㉙为：治疗。

㉚切：表示再三强调，为告诫之词。

『按语』

[1] 先补后攻，效果明显，是其"攻击宜详审，正气须保护"治疗思想的充分体现。

[2] 以人参、白术、茯苓大补其虚，大剂黄柏，以抑"阴火上冲"。

十、呕吐、吞酸

丹溪治一人年五十余，因湿气，呕吐酸水如醋，素①饮酒。以二陈汤加白术、苍术、砂仁、藿香、黄连，二贴而安。[1]

一少年好酒，每早呕吐。以瓜蒌、贝母、栀子、石膏、香附、南星、神曲、山楂 一两，枳实、姜黄、萝卜子、连翘、石碱 半两，升麻 二钱半，神曲糊丸服。（以上《名医类案》卷四）[2]

朱丹溪治一人，因湿热病，呕吐酸水如醋。用二陈汤加姜炒芩、连、苍术、白术、栀子、藿香、香附、砂仁，而愈。（《续名医类案》）

『注释』

①素：平时。

『按语』

[1] 以二陈汤加味，加香砂以和胃化湿降逆，二术以健脾燥湿，黄连之苦以制其酸。

[2] 年少好酒，则易致湿遏热郁，阻遏气机，酿生痰湿，而成呕吐。用瓜蒌、贝母、南星以化痰，连翘、栀子、石膏以清热，香附、枳实、姜黄以理气导滞，神曲、山楂、萝卜子以消导化食，石碱去湿热消痰。

十一、呃 逆

朱丹溪治超越陈氏，二十余岁，因饱后奔走数里，遂患哕病①。但②食物③，连哕百余声，半日不止，饮酒与汤则不作④，到夜发热，如此者三月，脉涩数。以血入气中治之，用桃仁承气汤加红花，煎服。下污血，数次即减。再用木香和中丸加丁香服之，十日而愈。[1]

朱丹溪治一中年妇女，病哕，以四物汤加和白陈皮、留尖桃仁、生甘、酒红花浓煎，入驴尿饮，以防其或⑤生虫也。与数十贴，而呃逆除矣。（以上自《续名医类案》卷十四）[2]

朱丹溪治一女子，年逾⑥笄⑦，性躁，味厚。暑月因大怒而呃逆，每作一声则举⑧身跳动，神昏，凡三、五息一作，脉不可诊视，其形气实。以人参芦二两煎饮，大吐顽痰⑨数碗，大汗昏睡一日，而安。[3]

又一老人，素⑩厚味。有久喘病，作止⑪不常⑫，新秋⑬患痢，食大减，数日呃作，脉豁大。朱以其形瘦，可治，用参术汤下大补丸，至七日而安。（以上自《古今医案按》卷二）[4]

『注释』

①哕（yuě）病：因胃气上逆而发出的呃声。

②但：只，就。

③食物：吃食物。

④作：发作。

⑤或：又。

⑥逾（yú于）：超过，超越。

⑦笄（jī击）：古时女子15岁行笄礼标志成年。

⑧举：全。

⑨顽痰：指顽固难愈的痰证。

⑩素：平时。

⑪作止：发作和停止。

⑫不常：不固定。

⑬新秋：初秋。

『 按语 』

[1] 用桃仁承气汤，其实是利用大黄下降之性以降逆止呃。再用木香和中丸加丁香更是善后之法。

[2] 以桃红四物加陈皮、甘草为治，养血活血兼理气。

[3] 此案暴怒气上止，肝主怒，肺主气，怒则气逆，气因怒逆，肝木乘火侮肺，故呃大作而神昏。参芦喜吐，痰尽气降而火衰，肺气复位，胃气得和而解。

[4] 用参术汤补益其虚，以大补丸方中黄柏抑"阴火上冲"。

十二、厥

丹溪治一妇，病不知人，稍苏，即号叫数回而复昏。朱诊之，肝脉弦数而且滑。曰：此怒心所为，盖①得之怒而强②酒也。诘③之，以④不得于夫⑤，每夜必引⑥满自酌⑦解⑧其怀⑨。朱治以流痰降火之剂，而加香附，以散肝分之郁，立愈。

一人平生⑩脚自踝以下常觉热，冬不加绵于上，常自言我资禀⑪壮，不怕冷。朱曰：此足三阴虚，宜断欲事，以补养阴血，庶几可免！彼笑而不答，年方十七，痿⑫，半年而死。（以上自《名医类案》卷三）

朱丹溪治吕宗信，有积块，足冷至膝。用大承气汤加减下之。其块厥皆愈。（自《续名医类案》卷二）

『 注释 』

①盖：大概。

②强（qiǎng 抢）：尽力，勉强。

③诘（jié 洁）：追问，询问。

④以：因为。

⑤不得于夫：不被丈夫所宠爱。

⑥引：取过来。

⑦自酌：自己斟酒喝。

⑧解：排解，化解。

⑨怀：心情，情绪。

⑩平生：平素，从来。

⑪资禀：资质，指天生的性情、体质。

⑫痿（wěi 伟）：指身体器官萎缩或失去机能。

『按 语』

积块当用以消积药，疏通散结，融而消之。

十三、痉

朱丹溪治一少年，痘疮靥①谢后，忽口噤②不开，四肢强直③，不能屈，时绕脐腹痛一阵，则冷汗如雨，痛定④汗止，时作时止。脉极弦紧而急，如真弦状。知其极勤苦⑤，因劳倦伤血，疮后血愈虚，风寒乘虚而入。当用辛温养血、辛凉散风，芍药、当归为君，川芎、青皮、钩藤为臣，白术、甘草、陈皮为佐，桂枝、木香、黄连为使，更加红花少许，煎服，十二贴而安。(《名医类案》卷三) [1]

朱丹溪治王秀，湿热大作，脚痛，手筋拘挛⑥，足乏力。生地、当归、川芎、白术 各二钱，苍术 一钱，甘草 炙 三分，木通 五分，煎汤下大补丸三十丸。大补丸须炒暖。(《续名医类案》卷三)

『注释』

①靥（yè 叶）：面颊上的微窝，即酒窝。此处指脸上的麻点儿、瘢痕。

②噤（jìn 进）：闭口不说话。

③强直：僵直，不能随意屈伸。

④定：安定，稳定，平定。

⑤勤苦：辛苦。

⑥拘挛：四肢的肌筋收缩抽急，不能伸展自如。

『按语』

[1] 此案因疮后"风寒乘虚而入"，故治以辛温养血，辛凉散风。

十四、疝

一人，虚损潮热①，肾偏坠小肠气。四物加小茴香、吴萸、胡芦巴各五分，枳子、青皮、山楂。渐愈。[1]

一人病后饮水，病左丸，痛甚。灸大敦，以摩腰膏摩囊上，上抵②横骨，灸温帛复之，痛即止，一宿肿亦消。（《名医类案》卷六）[2]

朱丹溪治郑子敬，因吃酒后，饮水与水果，偏肾大，时作蛙声，或作痛。炒枳实 一两、茴香 盐炒、炒栀子 各三钱，研煎，下和保和丸。[3]

昌世官，膀胱气下坠如蛙声。臭橘子核 炒十枚、桃仁 二十枚、萝卜汁研下保和丸七十丸。

浞兄，年三十，左肾核肿痛。此饮食中湿，坠下成热，以橘核 五枚、桃仁 五枚 细研，顺流水一盏，煎沸，热下保和丸。（以上自《续名医类案》卷二十）[4]

丹溪曰：余壮年啖③柑橘过多，积成饮癖④，在右肋下，因不复啖，一日山行大劳，饥遇橘、芋食之，橘动旧积，芋复滞气，即时⑤右丸肿大，寒热交作⑥。因思脾肺皆主右，故积饮滞气下陷，太阴、阳明之经筋俱伤，其邪从而入于囊中，著在睾丸而为肿胀。戴人⑦有言。病分上下治，同是木郁为疝，在下则不可吐，必当从下引而竭之。然窃念⑧病有不同，治可同乎！今以饥劳伤脾，脾气下陷必升举之。则胃气不复下陷，积乃可行，若用药下之，恐重陷胃气也。先服调胃药一、二贴，次早注神使气至下焦，呕逆而上，觉肋下积动到中焦，则吐而出之。吐后颏⑨肿减半，次早复吐，吐后和胃气、疏经络，二、三日愈。凡用此法治酒伤与饮水注右丸肿者，大效⑩。（《古今医案按》卷三）

『注释』

①潮热：发热如潮水一样有定时。

②抵：至。

③啖（dàn淡）：吃。

④癖：指潜匿于两胁之间的积块，平时摸不到，痛时摸之才感觉有物。

⑤即时：立即，马上。

⑥交作：交替发作。

⑦戴人：张从正（1156—1228）字子和，号戴人。

⑧念：考虑。

⑨颓（tuí）：坚硬肿大。

⑩大效：十分见效，效果明显。

『按语』

[1] 虚损病疝，治疗困难，四物汤养血以治本，辛湿散寒行气以治标，标本同治，虚实兼顾效果自是非凡。

[2] 以艾灸膏摩，行散滞气，经络通而肿消。

[3] 由饮食诱发，用药借保和丸消中焦食滞湿郁，升清降浊，以行气机。茴香、炒栀子寒温并用，足以疏通经络。

[4] 由饮食诱发起病，以保和丸消中焦食滞湿郁，升清降浊，以行气机。橘核、桃仁气血同治，更以疏通经络为治。

十五、内　伤

丹溪治一人，腊月因斋素①，中饥而胃寒，作劳，遂发热、头痛，与小柴胡汤。自汗，神昏，视听不能，脉大如指，似有力，热不退。与参、术、黄芪、熟附、炙甘草，作大剂服之。一日汗少。二日热减，能视听。初用药至四日，前药中加苍术与二贴，再得汗，热除，乃去苍术、附子，作小剂，服三日而安。

一少年，九月间，发热头疼，妄语，大渴，医与小柴胡十余贴，热愈②甚。朱视其形肥，面带白，稍露筋骨，脉弦大而数，左为甚，遂作虚证治之，以苍术为君，茯苓、芍药为臣，黄芪为佐，附子一片为使。与二贴而证不减。或谓不当用附子。曰：虚甚！误投③寒药，人肥而脉左大于右，事急矣！非附子，则参芪焉能有速效？再与一贴。乃去附子作而大剂与之，五十贴，大汗而愈。又自调养两月平复。

治卢兄，汗后再发热、妄语；治吕仲，汗后热不退、妄语；治陶明节，热退后，目不识人、言语谬误④，皆用参、芪、归、术等补剂而愈。信哉！谵语多属虚也。（以上自《名医类案》卷二）

朱丹溪治一人，因劳倦发热，医以小柴胡汤、黄连解毒汤、白虎汤等剂，反加痰气上涌，狂言、目不识人，目赤上视，身如烈火，六脉洪数七、八至，按之豁然，左略弦而芤⑤。此因中气不足，内伤寒凉之物，致内伤发热，又与苦寒药太多，为阴盛格阳之症。与补中益气汤加姜、附、大枣，二剂而愈。

朱丹溪治一人，本内伤，汗下后谵语，初能认人，后三日，语便妄言，此神不守舍，慎勿攻伐，脉多细数，不得睡，足冷气促，面褐青色，鼻干燥，用补中益气加人参 半两、竹叶 三十片，煎服，效。（以上自《续名医类案》卷十）

『注释』

①斋素：斋戒素食。

②愈：更加。

③误投：错误地给予。

④谬（miù 缪）误：荒谬、错误。

⑤芤（kōu 抠）：脉象的一种。芤，即葱。脉来浮大而软，按之中空如捻葱管。

十六、虚　损

一人虚损，大便下血，每日二、三碗，身黄瘦，以四物汤加藕节汁一合①，红花、蒲黄 一钱，白芷、升麻、槐花 各五分，服之，愈。（《续名医类案》卷八）[1]

浦江义门陈兄，年二十余，秋间大发热，口渴、妄言、妄见，病似邪鬼。七、八日后召我治之，脉之两手洪数而实，视其形肥、面赤带白，却喜露筋，脉本不实，此因凉药所致，本属劳倦成病，与温补自安。曰：已服柴胡七、八贴矣。予以黄芪附子汤，冷与之饮，三贴后困倦鼾睡，微汗而解，脉亦稍耎②，继以黄芪、白术，至十日脉渐收敛而小，又与半月而安。（《宋元明清名医类案》朱丹溪医案）

一人虚损，心中常有官事不了之状，以四君子加参、术、黄芪、茯苓，多服愈。（《名医类案》卷八）[2]

朱丹溪治王廿四，大发热，胁痛，咳嗽红痰，口渴，大便秘，倦怠，脉数而虚。询之，发热曾饮水一碗，病因饮水不节③，或积病发，又饮冷水，伤胃成虚，伤肺成痰。白术 一钱半，人参、陈皮、川芎 各一钱，白芍、黄芩、桔梗、炙草 各

五分，作二帖煎取八分，入竹沥二分，再煎沸热饮，下龙荟丸廿丸，如嗽三十丸。（《续名医类案》卷十一）

『注释』

①合（gě 葛）：容量单位。一升的十分之一。

②㪟：同"软"。

③节：节制。

『按语』

[1] 虚损失血而身黄瘦，以四物汤主治，以藕节汁、槐花止血，红花、蒲黄和血，白芷、升麻升清气。

[2] 惊悸怔忡，应用四物汤治疗，而四君子汤似于理不通，有待考证。

十七、消　渴

朱丹溪治徐兄，年四十岁，口干、小便数①，春末得之，夏来求治。诊其两手，左涩，右略数而不强，重取似大而稍有力，左稍沉略弱而不弦，然涩却多于右，喜两尺皆不甚起。此由饮食味厚生热，谓之痰热。禁其味厚，宜降火以清金，抑肝②以补脾。用三消丸十粒，左金、阿魏丸各五粒，以姜汤吞下，一日六次。又以四物汤加参、术、陈皮、生甘草、五味、麦冬煎服，一日三次，与丸药间③服。一、二日自觉清快，小便减三之二，口亦不干，止④渴未除，头晕眼花，坐则腰疼。遂以摩腰膏治腰疼，仍以四物汤用参、芪，减川芎，加牛膝、五味、炒柏、麦冬煎饮，调六一散服。反觉便多，遂去六一散，令仍服药丸而安。（《续名医类案》卷九）

『注释』

①数（shuò 硕）：次数多。

②抑肝：指抑制肝气过旺。

③间：间隔。

④止：只是，仅仅。

『按语』

三消丸治消渴，左金丸清金抑肝，阿魏丸治肉积，三种丸药合用，治疗消渴十分对症，四物汤加味意与三消丸近似，更增强药力，疗效迅速，值得后世借鉴。

附：治商山一人消渴，用丹溪法，缲丝汤饮之而愈。此物属火，有阴之用，能泻膀胱中相火，引气上潮于口。（《名医类案》卷二）

十八、血　证

一人，咳嗽吐血，四物加贝母、瓜蒌、五味、桑白皮、杏仁、款冬花、柿霜。

一人，年五十，劳嗽吐血，以人参、白术、茯苓、百合、白芍药、红花、细辛、黄芪、半夏、桑白皮、杏仁、甘草、阿胶、诃子、青黛、瓜蒌、海石、五味、天门冬。[1]

一人，近四十，咳嗽吐血，四物换生地，加桑白皮、杏仁、款冬花、五味、天门冬、桔梗、知母、贝母、黄芩。[2]

一人，不咳，吐而血见口中，从齿缝舌下来者，药用滋肾水，泻相火治之，不旬日①而愈。后二人证同，俱以此法治之，效。

一人，因忧病咳吐血，面黧②黑色，药之不效。曰：必得喜可解。其兄求③一足衣食地处之，于是大喜，即时色退，不药而瘳④。经曰：治病必求其本。又曰：无失气宜。是知药之治病，必得其病之气宜；苟⑤不察其得病之情，虽药亦不愈也。（以上自《名医类案》卷八）[3]

朱丹溪治一妇人，年五十六岁，夏吐红痰，有一、二声咳。人参、陈皮、茯苓 各一钱，白术 钱半，防风、桔梗 各五分，干姜 三分，甘草 一分，煎二之一，入藕汁二大蛤，再煎，带热下三黄丸。[4]

朱丹溪治一男子，家贫而多劳，十一月得寒病，时⑥吐三、两口血，六脉紧涩，一日食减，中痞。医投温胆汤、枳桔汤，三日后发微热，口干不渴，口中有痰，此感寒也。询之，云：因十日前，霜中曾三、四次渡溪水，心下有悲泣事，腹亦饥。遂以小建中汤去白芍加桔梗、陈皮、半夏，四帖而安。（以上自《续名医类案》卷十三）

朱丹溪治临海刘兄，久嗽吐红，发热消瘦，众以为瘵⑦，百方不应⑧。朱视之，脉弦数，日轻夜重，用倒仓法而愈。次年生子。此则圣于医者矣，何必崔氏之灸四花穴⑨，及癸亥夜二更⑩之灸腰眼哉！（《古今医案按》卷四）

『注释』

①旬日：十天。

②黧（lí 离）：黑中带黄的颜色。

③求：取得。

④瘳（chōu 抽）：病痊愈。

⑤苟：如果，假设。

⑥时：时常，经常。

⑦瘵（zhài 债）：多指痨病。

⑧不应：没有效应。

⑨四花穴：即《外台秘要》之崔氏灸骨蒸痨瘵法，取穴用绳量定，方法繁复。

⑩癸亥夜二更：《慎柔五书》中于癸亥夜二更灸腰眼穴七壮以治疗尸注。

『按语』

[1] 劳嗽吐血，主要补气，同时佐大量清肺化痰之品。

[2] 将清肺化痰药加入四物汤中治疗，即"咯血方"的灵活运用。

[3] 因忧致病，喜胜忧，心喜而病解，了解病因，以七情相胜而治，体现"治病必求其本"的原则。

[4] 劳嗽吐血，以补气为主，佐防风、桔梗之宣散；藕汁的甘涩收敛，止血兼能化瘀；三黄丸以清泻，导血下行；少量干姜则属反佐之用。

十九、寒　热

一女子，恶寒，用苦参一钱，赤小豆一钱。韭水探吐。后用川芎、苍术、南星、黄芩，酒糊丸服。

一妇人，年五十余，形瘦面黑，喜热恶寒。六月，两手脉沉而涩，重取似数。

三黄丸下以姜汤，每三十粒，三十次，微汗而安。（以上自《名医类案》卷五）

朱丹溪治一人，因感寒倦怠不食，半月后发热恶寒，遍身痛，脉浮大，按之豁然。此虚极受寒。以人参为君，黄芪、归、芍为臣，苍术、陈皮、通草为使。大剂服五剂，大汗而愈。（《续名医类案》卷三）

朱丹溪治赵孺人，夜间发寒后便热，丑寅时①退，起来口渴、食少无味，谷不化②、腹痛而泄，倦怠，或遇事烦躁，赤眼气壅③，又不耐④风寒，亦恶热。白术、归身 二钱，白芍、陈皮 一钱，人参、黄芪 五分，炒柏、炙草、炒芩、丹皮、木通、缩砂 三分，煎下保和丸、实肠丸，各三十丸。

吕十四，孺人，怒气后寒热咳嗽，食少淋泄。缩砂、甘草 三分，人参 五分，白术 钱半，连翘、陈皮、茯苓 一钱，姜 二片，同煎。

一妇人，年五十余，形实，喜作劳，性急味厚，喜火食，夏却患热，恶寒发热，更无休时，衣被虽厚，常凛然，两脉皆涩。朱作非合邪治之，遂以四物汤加陈皮，以人参、白术为君，生甘草、黄柏为佐，多入姜汁，吞通神丸三十丸，回金、抑青各二十丸，阿魏十丸。煎三贴而得睡。第五贴而身和。第七贴通身微汗，诸症皆除。

朱丹溪治一人，天明时发微寒，便⑤热至晚，两腋汗出，手足热甚，则胸满拘急，大便实而能食，似劳怯病者，脉不数，但弦细而沉。询之，因怒气而得，但⑥用大柴胡汤，惟胸背拘急不除。后用二陈汤加羌活、防风、红花、黄芩治之。（以上自《续名医类案》卷六）[1]

一妇人，头痛，发热而渴。白术、陈皮、川芎、干葛、木通、甘草、水煎温服。（《续名医类案》卷十六）[2]

『 注释 』

①丑寅时：凌晨1～5点。

②谷不化：食物不消化。

③壅：壅堵。

④耐：禁得起，受得住。

⑤便：就。

⑥但：只，仅。

『 按语 』

[1] 发热微恶寒，则为外感，胸满拘急，便结能食，则有里实，以大柴胡汤双解表里最为恰当。热退便下，但拘急如旧，当属痰郁阻滞经络，二陈汤除痰，羌、防散郁，黄芩清热，红花通络，治效迅速。

[2] 头痛伴发热，为外感，宜辛温汗解。

二十、情 志 伤

丹溪治一人，形实俱实，因大恐，患心不自安，如人将捕之，夜卧亦不安，耳后常见火光炎上，食虽进而不知味，口干而不欲饮，以人参、白术、归身为君，陈皮为佐，少加盐炒黄柏、元参煎服。半月而安。（《名医类案》卷八）。

丹溪治一妇人，年十九岁，气实，多怒不发，忽一日大发，叫而欲厥。盖痰闭于上，火起于下，上冲故也。与香附末 五钱，甘草 三钱，川芎 七钱，童便、姜汁煎。又与青黛、人中白、香制末为丸。稍愈，后大吐乃安。复以导痰汤加姜炒黄连、香附、生姜下当归龙荟丸。（《古今医案按》卷五）

郑显夫，年六十余，因大怒，遂昏仆，四肢不用。丹溪曰：怒则火起于肝，手足厥阴二经之气，闭而不行，故神无知。怒则伤于筋纵，其若不容，故手足不用。乃以连、柏泻其上逆之火，香附降其肝气，一、二日神智渐回，再调其气血，全愈。（《宋元明清名医类案》朱丹溪医案）[1]

朱丹溪治一肥人，忧思气郁，右手瘫，口喝，与补中益气汤。有痰加半夏、竹沥、姜汁，煎服。（《续名医类案》卷十三）

丹溪曰：一蜀僧出家时，其母在堂，及游①浙右，经七年，忽一日，念②母之心甚切③，欲归无腰缠④，徒尔⑤朝夕西望而泣，以是⑥得病，黄瘦倦怠，时僧年二十五岁。太无罗先生⑦见之，令其隔壁泊宿⑧，每日以牛肉、猪肚甘肥等，煮糜烂与之。凡经半月余，且时以慰谕之言劳⑨之，又许⑩钞十锭作路费。曰：不望报⑪，但欲救汝之命耳！察其形稍苏，脉稍充，与桃仁承气，一日三帖，下之，皆是血块痰积。方止，次日只与熟菜稀粥将息⑫。又半月，其僧遂如故。又半月有余，与钞十锭，遂行。（《古今医案按》卷五）[2]

『注释』

① 游：同遊。

② 念：思念。

③ 切：恳切，深切。

④ 腰缠：盘缠，路费。

⑤ 徒尔：只，仅仅，白白地。

⑥ 以是：因此。

⑦ 太无罗先生：罗知悌（？—1327），字子敬，世称太无先生，钱塘人。

⑧ 泊宿：停留住宿。

⑨ 劳：安慰。

⑩ 许：许诺，答应。

⑪ 望报：期待报答，期望回报。

⑫ 将息：将养，休息和调养。

『按语』

[1] 大怒而昏仆者责之肝。《素问·生气通天论》：大怒则形气绝，而血郁于上。据此悟出治法。此案之治，似太简单，惟大法不误。

[2] 先补后攻，由此确立"阴易乏，阳易亢，攻击宜详审，正气须保护，以《局方》为戒"的治疗思想。

二十一、痰

丹溪治一室女①，素强健，六月发烦闷，困惫不食，时欲入井，脉沉细数弱，口渐渴。医作暑病治，不效。又加呕而瘦，手心热，喜在暗处，脉渐伏，而妄语。朱制局方妙香丸（巴豆、冰片、麝、牛黄、辰砂、腻粉、金箔、黄蜡为蜜丸）如芡实大，井水下一丸，半日大便，药已出矣，病不减。遂以麝香，水洗药，以针穿三孔，凉水吞，半日，下稠痰数升，得睡渐愈。因记金匮云：昔肥而今瘦者，痰也。

一人患痰，血滞不行，胸中有饮，服韭汁三四盏，胸中烦躁不宁，无效。以

瓜蒌仁 一钱，半夏 二钱，贝母 三钱，为末，炊饼丸，麻子大，姜汤送下。即抑痰丸。

一人遍身俱是块，块即痰也，二陈加白芥，姜炒黄连，煎服。

一人，年五十，形肥味厚，且多忧怒，脉常沉涩。自春以来得痰气病，医认为虚寒，率与燥热香窜之剂。至四月间，两手弱，气上冲，饮食减。朱视之曰：此热而脾虚，痿厥之症作矣。形肥而脉沉，未是死症，但药邪太盛，当此火旺，实难求生。且②与竹沥下白术膏，尽二斤，气降食进。一月后，仍大汗而死。（以上自《名医类案》卷三）

朱丹溪治白云许先生③，始因饮食作痰成脾疼，后累④因触冒⑤风雪，腿骨作疼。众皆以脾痰，骨疼为寒，杂进⑥黄牙⑦等药，杂治十余年间，艾灸数万计，或⑧似有效，及至⑨病再作，反觉加重，至五十一岁时，又冒雪乘船，而病愈加，至坐则不能起，扶起亦不能行，两胯骨不能开合。若脾疼作时，则两胯骨痛处似觉稍轻，若食甘美⑩，脾疼不作，则胯骨痛增重。诸老袖手⑪，计无所出。朱谓：此初因中脘有宿食⑫积痰，杂以冲冒⑬寒湿，抑遏⑭经络血气，津液不行，痰饮注入骨节，往来如潮⑮，其涌上则为脾疼，降而下则为胯痛。非涌泄之法，不足⑯以治之。时七月二十四日，遂以甘遂末 一钱，入猪腰子内，煨以食之。连泻七行⑰，至次日两足便能行步。至八月初三，呕吐大作，不能起床，颗粒不食⑱，但时烦躁，气弱不能言语。诸老皆归罪于七月之泻，而又知累年之热补惧悸⑲，皆不敢用药。朱尝记金匮云：病人无寒热，而短气不足以息者，此实也。其病多年郁结，一旦以刀圭⑳之剂泄之，走动猖狂㉑之热，未有制御㉒之药，所以如此。仍以吐剂达其上焦，以次第治及其中、下二焦。于初三日用瓜蒂吐，不透。初六日用栀子又吐，不透。初九用附子三枚，和浆与之，始得大吐，呕哕终日，前后所吐，共得膏痰沫液一大水桶。初十日，遂以朴硝、滑石、黄芩、石膏、连翘等凉药，咬咀㉓一斤，蒸浓汁放井水中，极冷饮之。十一、十二、十三、十四日，每日食上件药一盏。十五日腹微满，大小便皆秘闷。朱欲用大承气下之，诸老皆以为不可。十六日，六脉皆歇止。朱诊其脉，独歇止于卯酉二时，其余时刻平和如旧。朱曰：卯酉为手足阴阳之应，卯时属大肠，酉时属胃，此大肠与胃有积滞不行，当速泻之。争论不已，至十八日，遂作紫雪半斤。十九日紫雪成，成每用一匙头，以新汲㉔井水化下，至二十日，天未明，已服紫雪五两，神思少安，腹满亦减。遂收起紫雪不与。二十一日，大为小便闭作痛所苦，遂饮以萝卜汁半茶盅，随手痛止，小便立通。二十二日，小腹满痛不可扪摸㉕，神思不佳，遂以大黄、牵牛作丸服，服至三百丸，至二十三日巳时，大小便并通，如烂鱼肠三碗许，臭恶可畏，是日神思少安，诊其脉不歇止矣。二十四日，腹大绞痛，殆不能胜㉖者，约一时许，腰胯沉重且坠，两时不出声、不能言，泻下秽物如柏油条者一尺许，肚中如烧，片时方定。至二十五日，神思渐安，夜间得睡。二十六日渐出声言语。自初二日至此，并颗粒不曾入口，语言并不出声。至二十七日，方啜半盏稀粥者四次，似有生意㉗。至次月初四日，方平安，其脉自呕吐至病安日，皆平常弦大之脉，唯有中间数日歇止少异㉘耳。至次年四月复行倒仓法，方步履如初。

朱丹溪治一人，项强，痛不可忍，不可以回顾㉙，作痰客太阳经之症治之，用二陈汤加酒芩、羌活、红花，服后二日而愈。（以上自《续名医类案》卷十六）

浙东宪幕㉚傅氏子，病妄语，时若有所见，其家妖之。翁切其脉告曰：此病痰也，然脉虚弦而沉数，盖得之当暑饮酸，又大惊。傅曰：然，尝夏因劳而甚渴，恣㉛饮梅水一、二升，又连得惊数次，遂病。翁以治痰补虚之剂处之，旬浃㉜愈。（《九灵山房集》卷十）

『注释』

①室女：未婚女孩。

②且：暂时。

③白云许先生：许谦（1270—1337），字益之，晚号白云先生。

④累：多次，积累。

⑤触冒：接触冒犯，此处为遭受、经历。

⑥杂进：混杂、混合服用。

⑦黄牙：硫黄的别名。

⑧或：有时。

⑨及至：等到。

⑩甘美：味美可口的食物。

⑪袖手：缩手袖中，即袖手旁观，毫无办法。

⑫宿食：积食。

⑬杂以冲冒：掺杂着冒犯。

⑭抑遏：压抑限制，阻止阻拦。

⑮往来如潮：如潮水一样定时来往。

⑯不足：不能够，不充分。

⑰七行：七次。

⑱颗粒不食：即一点食物也不吃。

⑲悮：同"误"。

⑳刀圭：古代量取药末的器具名。此指攻下药。

㉑猖狂：恣纵无节制，狂妄而放肆。

㉒制御：限制驾驭，控制。

㉓㕮咀（fǔ jǔ 府举）：就是咬嚼的意思。古代没有刀的时候，把药物咬成粗粒，加水煎服。后人改用刀切或捣、锉等方法。

㉔新汲：刚刚从井里打上的水。

㉕扪（mén 门）摸：抚摸。

㉖殆不能胜：几乎不能忍受。殆，几乎，差不多。胜，忍受，承担。

㉗生意：生机。

㉘少异：稍微有点差别。

㉙回顾：回头。

㉚宪幕：为巡抚等的属官。

㉛恣：放纵，无拘束。

㉜旬浃：指十天左右的时间。

二十二、噎　膈

丹溪治一少年，食后必吐出数口，却不尽①出，膈上时作声，面色如平人②。病不在脾胃，而在膈间。其得病之由，乃因大怒未止，辄③食面，故有此症。想其怒甚，则死血苑④于上，积在膈间，碍气升降，津液因聚为痰为饮，与血相搏而动，故作声也。用二陈汤加香韭汁、萝卜子。二日以瓜蒂散、败酱吐之。再一日又吐，痰中见血一盏。次日复吐，见血一盅而愈。[1]

一中年妇人，中脘作痛，食已乃吐，面紫霜色，两关脉涩，乃血病也，因跌仆后，中脘即痛。投以生新血、推陈血之剂。吐血片碗许，而愈。

一人只能吃稀粥一匙，即可下膈，若杂吃一菜，则连粥俱吐，起居如常，用凉膈散加桔梗服。（以上自《名医类案》卷四）[2]

朱丹溪治一人，饮热酒，食物梗塞胸痛，盖有死血而然⑤。白术、贝母、麦芽、香附 一两，瓜蒌仁、杏仁、丹皮、生甘草、干葛、山栀、黄芩、红花、荜澄茄，以上或丸、或散，任意服之。（《续名医类案》卷十四）

浙省平章，南征闽、粤还，病反胃，医以为可治。翁诊其脉告曰：翁之病不可言也。即出，独告其左右曰：此病得之惊后，而使内火木之邪相挟，气伤液亡，肠胃枯损，食虽入而不化，食既不化，五脏皆无所禀⑥，去⑦此十日死，果如言。（《九灵山房集》卷十）

『注释』

①尽：完全，全部。

②平人：正常人，健康人。

③辄（zhé哲）：立即，就。

④苑：积。

⑤然：这样。

⑥禀：承受。

⑦去：距离。

『按语』

[1] 因怒而致瘀血苑积，津聚为痰，以吐法吐出败血而愈。

[2] 丹溪治噎，化痰、化瘀、益气、养血是常规之法，以清热寒下，则属其变。

二十三、瘖

丹溪治一人，遗精，误服参、芪，及升浮剂，遂气壅于上焦而瘖①，声不出。乃用童便浸香附为末，调服而疏通上焦，以治瘖。又用蛤粉、青黛为君，黄柏、知母、香附佐之，为丸，而填补下焦以治遗，十余日良②愈。（本草言尿主久嗽失音，故治瘖多用尿白，能降火故也。）[1]

一人，患卒瘖，杏仁 三分去皮尖熬，别杵桂 一分如泥，和取杏核大，绵裹含，细细咽之，日夜三、五次。（以上自《名医类案》卷七）

丹溪治一中年男子，伤寒身热。医与伤寒药五、七日，变神昏而瘖。遂作本体虚有痰治之。人参 五钱，黄芪、白术、当归、陈皮 各一钱，煎汤入竹沥、姜汁饮之。十二日，其舌始能语一字。又服之半月，舌渐能转运言语，热除而痊。盖足少阴脉挟舌本，脾足太阴之脉连舌本，手少阴别脉系舌本。故此三脉虚，则痰涎乘虚闭塞其脉道，而舌不能转运言语也。若此三脉无血，则舌无血营养亦瘖。经曰：刺足少阴脉，重虚出血，为舌难以言。又言：刺舌下中脉太过，血出不止，为瘖。治当以前方加补血药也。

一男子，五十余岁，嗜酒吐血后，不食，舌不能言，但渴饮水，脉略数。与归身、芍、地 各一两，参、术 二两，陈皮 一两五钱，甘草 二钱，入竹沥、童便、姜汁少许。二十余贴，能言。若此三脉，风热中[3]之，则其脉弛纵[4]，故舌亦弛纵，不能转运而瘖。风寒客之，则其脉缩急，故舌卷而瘖。在中风半身不收求也。

一男子，年近五十，久病痰嗽，忽一日感风寒，食酒肉，遂厥气走喉，病暴瘖。与灸足阳明别之丰隆二穴各三壮，足少阴照海穴各一壮，其声立出。信哉！圣经之言也。仍以黄芩降火为君，杏仁、陈皮、桔梗泻厥气为臣，诃子泻逆，甘草和元气为佐，服之良愈。（以上自《古今医案按》卷五）

【俞震按】 此三条皆治舌瘖，非喉瘖也。首条化痰通窍，是实证。次条伤寒五七日神昏而瘖，岂无实热证，用大黄、黄连、石膏者耶？而云作体虚有痰治也。魏注云：恐热传少阴心经，此案不可为训。极是，但细读之，案中不载舌干、胎黑、便秘、烦躁等证，则所谓神昏者，身热人静而嘿嘿耳。必有欲言不能言之状也，其脉亦必涩滑无力也。参、芪、术服之数日病无进退，即可知其对证。观于十二日舌始语得一字，又半月而舌能言，热乃退，全会虚证情形矣。凡遇伤寒舌瘖者，宜以此条寻绎之，勿竟以陶氏热传手少阴心经句笼统为治。第三条吐血后不食，舌不能言，是虚证无疑矣。渴饮水，脉带数，不与滋阴而与参、术，翁之见识高哉。（《古今医案按》）

『注释』

①瘖（yīn音）：同"喑"，哑，不能说话。

②良：的确。

③中（zhòng 众）：伤害。

④弛纵：松弛。

『按语』

[1] 此案由误服升浮而扰乱气机，致气壅于上而瘖。童便配香附疏通气机，兼降兼疏，瘖症自然而愈。

二十四、咳　喘

一人痰嗽，胁下痛。先以白芥子、姜汁、竹沥、瓜蒌、桔梗、连翘、风化硝、姜，蜜丸，嚼化茶清下。

丹溪治一人，贫劳，秋深浑身热，手足疼如煅①，昼轻夜重。服风药愈痛，气药不效，脉涩而数，右甚于左，饮食如常，形瘦。盖大痛而瘦，非病也。用苍术、酒黄柏 各一钱半，生附 一片，生甘草 三分，麻黄 五分，研桃仁 九个，煎入姜汁，令辣，热服四贴，去附子加牛膝 一钱。八贴后气喘、痛略减。意②其血虚，因多服麻黄，阳虚被发动③而上奔，当④补血镇坠⑤，以酸收⑥之。以四物倍川芎、芍药，加人参 二钱，五味 十二粒，与二贴，喘定。三日后脉减大半，涩如旧，仍痛，以四物加牛膝、参、术、桃仁、陈皮、甘草、槟榔、生姜，五十贴而安。后因负⑦重，复⑧痛，食少，前药加黄芪 三分，二贴而愈。

一人，五七月间，喘不得卧，主于肺。麻黄、石膏 各二钱，柴胡、桑白皮各一钱，甘草 五分，黄芩 一钱半，服之，一汗而愈。后以五味、甘草、桑白皮、人参、黄芩，遂安。

一人，痰多喘嗽。用白术、半夏、香附、苍术 各一两，黄芩、杏仁 各半两，姜汁糊丸，服。

一妇人，六十八岁，恶寒发热，自四月来得痰嗽，眠卧不得，食少，心膈痛，口干，其嗽五更烦甚。以白术 三钱，芍药 二钱半，炒枳壳、麻黄 各二钱，片芩 一钱半，桔梗、苏梗叶 各一钱，木通 五分，炙甘草 些少，五味 二十粒，入竹沥。

一人，日病喘不得卧，肺脉沉而涩。此外有风凉湿气，遏⑨内热不得舒⑩。以黄芩、陈皮、木通 各钱半，麻黄、苏叶、桂枝 各一钱，黄连、干生姜 各五分，甘草 些少。[1]

一人，体虚感寒，发喘难卧。以苍术、白术、麻黄、防风、炒片芩 各五分，半夏、枳壳 各一钱，桂枝、木通、炙甘草 各三分，姜 二片，同煎，研杏仁 五枚。此方半夏为君，兼解表。三方，前一方为热多而设，后一方为寒多而设也。（以上自《名医类案》卷三）

丹溪治一人哮，十日一发。此病在上焦，不得汗泄①。正当十月，遂以麻黄、黄芩 各二钱，入姜汁煎服，临卧进小胃丹三十粒而安。丹溪小胃丹：芫花、醋炒甘遂、大黄、大戟、黄柏内为末，白术膏丸。

朱丹溪治七三婶喘，遇冬则发，此寒包热也，解表则热自除。枳壳 三钱，炒麻黄、防风、黄芩、桔梗 各二钱，木通 一钱半，紫苏叶 五分，四贴，煎取小半盏饮之。（以上自《续名医类案》卷十四）

朱丹溪治一女，年十二，自小咳喘。白术、陈皮、青皮 各五钱，麻黄、茯苓、木通、片芩 各三钱，苍术、桔梗 各二钱，干姜 一钱，甘草 五分，每帖一钱半，一煎服。（《续名医类案》卷三十）

吴辉妻孕时，足肿，七月初旬，产后二日，因洗浴即气喘，但⑫坐，不得卧者五月矣。恶寒，得暖则宽，两关脉动，尺寸皆虚无，百药不效。朱以丹皮、桃仁、桂枝、茯苓、干姜、五味、枳实、厚朴、桑白、紫苏、瓜蒌实，煎服。一服即宽，三服得卧，病如失。盖作污血感寒治之也。（《古今医案按》卷五）[2]

『注释』

①煅（duàn 段）：火烧或火烤。

②意：猜测，估计，料想。

③发动：生发运动。

④当：应当。

⑤补血镇坠：补益气血，镇静安定使其下坠。

⑥收：收敛，收拢。

⑦负：背负。

⑧复：再次，又一次。

⑨遏（è 饿）：阻止，阻拦。

⑩舒：舒展，舒散。

⑪泄（xiè 泻）：同"泄"，发泄，散发。

⑫但：只，仅仅。

『 按语 』

[1]《丹溪心法》哮喘门入方有"治寒包热而喘"，药用半夏、枳壳、桔梗、黄芩、紫苏、麻黄、杏仁、甘草，天寒加桂枝，此案为入方之变。

[2] 丹溪以仲景桂枝茯苓丸去芍药治产后有瘀者，枳实、厚朴，行气宽胀；干姜、五味，辛散酸敛止咳，紫苏、桑白，开宣肃降以平喘。此案用药似杂，而恰对病情，十分精当。

二十五、肿　　胀

朱丹溪治一人，患跗肿，渐上膝足，不可践地①，头面遍身肿胀，用苦瓠②瓢实捻如豆大，以面裹煮一沸，空心服③七枚，至午，当出水一斗。三日，水自出不止，大瘦乃瘥。须慎口味。[1]

丹溪治一妇，血气俱虚，患单腹胀，因气馁④不能运化，濒死⑤。但手足面目俱肿，气尚行，阳分犹可治。遂以参、术、芎、归、白芍，以敛⑥胀；滑石、腹皮，以敛气；苏、桔、卜子、陈皮，以泄⑦满；海金砂、木通，利水；木香运气而愈。[2]

一妇人，胸膈不利，饮食少思，腹胀吞酸，或用疏利⑧之剂，反致中满不食，此脾土虚而肝木胜。用补中益气汤加砂仁、香附、煨姜，又以六君子加芎、归、桔梗而愈。

丹溪治一妇人，夜间发热，面先肿，次及肚足，渴思冷水。用麻黄、葛根、川芎、苍白术、木通、腹皮、栀子、甘草，愈。[3]

一人，秋冬患肿，午前上甚，午后下甚，口渴乏力，脉涩弱，食减，此气怯，汗不能自出，郁而为瘘。遂灸肺俞、大椎、合谷、分水。用葛根、苏叶、白术、木通、海金砂、大腹皮、茯苓皮、厚朴、陈皮、黄芩、甘草，渐愈。[4]

朱丹溪治赤岸冯令八官，素饮食不知饱，但食肉必泄。忽遍身发肿，头面加多，致目亦不可开，膈满如筑⑨，两足麻至膝而止，浑身不可见风，阴器挺长，其脉左沉，而重取不应，右三部虽短少，却有和滑气象。遂令单煮白术汤饮，早晨空心探而去之。食后白术 二钱，麻黄 五分，川芎 半钱，防风 三分作汤，下保和丸五十丸，如此者二日，因吐中得汗，通体上截为多，遂得肿宽而眼开，气顺而食进。却于前方中减麻黄、防风，加白术 一钱，木通、通草 各半钱，下保和丸五十丸，如此者五日而安。（以上自《续名医类案》卷十三）[5]

『注释』

①践地：践，踩，践踏。以足踏地。

②苦瓠（hù户）：苦瓜。

③空心服：空腹服。

④馁：饥饿，引申为软弱无力，缺少动力。

⑤濒（bīn宾）死：接近死亡。

⑥敛：收敛，约束。

⑦泄：发泄，散发。

⑧疏利：疏导滑利。

⑨筑：古代乐器，竹制，项细肩圆。

『按语』

[1] 苦瓠性味苦寒，功能利水道通淋，消腹胀，除黄疸。苦寒过甚，易伤脾胃，丹溪用药法可减轻副作用。

[2] 血气俱虚，腹胀水肿，以补益气血为主，行气泄满为佐，少用利水药而气行水利。若重用利水，恐耗气伤血，反致变症多端。辨证准确，用药精当。

[3] 此"开鬼门"法也，麻黄发汗利水；葛根解肌退热；川芎辛温以助麻黄；苍术健脾燥湿；木通、栀子清热利水；大腹皮理气化浊行水，既可清郁热，又可"洁净府"，以佐汗法为功。

[4] 气怯汗不能自出，故不得强发其汗，以灸法代汗药，益肺气而开水之上源，有异曲同工之效。

[5] 此为风水兼脾虚食积。治疗须表里兼顾，丹溪治法灵活，单煮白术汤探吐，调整脾胃气机，吐中取汗，又不伤正；又以白术配伍麻黄、防风"开鬼门"，二日而效；又以白术配伍木通、通草"洁净府"，五日而效；用保和丸理气消食，白术健脾燥湿，使汗、吐、利而不伤正，此法足为后世借鉴。

二十六、痫

丹溪治浦江郑姓者，年二十余。秋间大发热，口渴，妄言妄见，病似邪鬼，七八日后，请朱治之。脉之，两手洪数而实，视其形肥，面赤带白，却喜露筋脉，本不实，凉药所致，此因劳倦成病，与温补药自安。曰：柴胡七八贴矣。以黄芪附子汤冷与之，饮三贴后，困倦鼾睡，微汗而解，脉亦稍软。继以黄芪白术汤，至十日脉渐收敛而小，又与半月而安。（《名医类案》卷八）[1]

朱丹溪治一妇人，如痫①，或作或辍②，恍惚不省人事，一日略苏醒。诊视：忽闻床上有香气，继③又无所知识。朱曰：气因血虚，亦从而虚，邪因虚入，理或有之。遂以秦承祖灸鬼法灸治，病者哀告曰：我自去！我自去！即愈。（《续名医类案》卷二十二）

『**注释**』

①痫：一种发作性神志异常的疾病。
②或作或辍：有时发作，有时停止。
③继：紧接着。

『**按语**』

[1] 此案关键在于鉴别外感和内伤。作阴虚治疗而用补养之法，自当痊愈。

二十七、梦遗滑精

丹溪治一人，虚损盗汗，遗精白油，用四物加参、术、黄芪、知母、黄柏、牡蛎、牛膝、杜仲、五味，煎服，寻①愈。[1]

一人，虚损，小便中常出精血，以四物加山栀、参、术、麦冬、黄柏、木通、车前子、茯苓。[2]

一人，年六十五，精滑常流。以黄柏、知母、蛤粉、山药、牡蛎，饭丸梧桐子大，盐汤下八十丸。

一人，潮热精滑，八物加黄柏、知母、牡蛎、蛤粉。

丹溪治一人，年二十余。夜读至四、五鼓[②]，犹未就枕[③]。故卧，茎一有所著[④]，精随而遗，不著则否。饮食减而倦怠，少气。夫何故？盖用心过甚，二火俱起，夜弗[⑤]就枕，血不归肝，则肾水有亏，火乘阴虚，入客下焦，鼓[⑥]其精房，则精不得聚藏而走失[⑦]矣。因玉茎著物，犹厥气客之，故作接内之梦。于是上则补心安神，中则调理脾胃，提挈[⑧]其阴，下则益津，生阴固阳，不三月而疾如失。[3]

一老人，年六十岁。患疟而嗽，多服四兽饮，积成湿热，乘于下焦，已岌岌乎殆矣[⑨]！朱诊之，尺数而有力。与补中益气加凉剂三日，与黄柏丸。及早，尺数顿减。询其有夜梦否？曰：有之，幸不泄尔。是盖老年精衰，因无以泄，为大热结于精房，得泄火益阴之药，其火散走于阴器之窍，疾可瘳[⑩]矣。再服二日，又梦，其疟嗽全愈。[4]

一人，每夜有梦。朱连诊二日，观其动止[⑪]，头不仰举，但俯视不正，必阴邪相著[⑫]。叩[⑬]之，不言其状。询其仆，乃言至庙见侍女，以手抚摩久之，不三日而寝疾[⑭]。令法师入庙毁其像，小腹中泥土皆湿，其疾随瘳。此则鬼魅相感耳。

一男子至夜，脊心热而梦遗。用珍珠粉丸、猪苓丸。遗止。终服紫雪，脊热毕[⑮]除。

一男子，脉洪，腰热遗精，用沉香和中丸下之，导赤散泻其火而愈。乃知身热而遗者，热遗也。（按沉香和中丸，即王仲阳之滚痰丸）

丹溪壮年有梦遗症，每四十五日必一遗，累用[⑯]凤髓丹、河间秘真丸，效虽少见，而遗终不除，改用远志、菖蒲、韭子、桑螵蛸、益智、酸枣仁、牡蛎、龙骨、锁阳等为丸，服之，寻愈。[5]

一男子，丁年梦遗，群医以珍珠粉丸，罔效[⑰]。亦以远志、菖蒲等剂投之，应手而愈。

『注释』

①寻：不久，随即。

②四、五鼓：古代夜间击鼓报时，一夜报五次。四、五鼓即四、五更。

③就枕：接近枕头，即睡觉。

④著：附着，接触。

⑤弗（fú 扶）：不。

⑥鼓：鼓动，振动。

⑦走失：走动流失。

⑧提掣：举擎牵拽。

⑨已岌岌乎殆矣：已经到了十分危险的地步。岌岌，十分危险。

⑩瘳：病好了。

⑪动止：动，运动；止，居住，栖息。引申为活动和休息。

⑫相著：相，互相，此处表示动作偏指一方。著，附着。

⑬叩：询问。

⑭寝疾：卧病。

⑮毕：都，完全。

⑯累用：多次服用，重叠使用。

⑰罔效：没有效果。

『 按语 』

[1] 此属气血俱虚，当归六黄汤加减，以补虚固摄。

[2] 诊为膀胱湿热，治以清热燥湿，健脾固摄。

[3] 病因病机、治疗原则分析详尽，方药大可参考上则医案。

[4] 四兽饮即六君子汤加乌梅、草果，性温热，以致积成湿热，尺数有力是其症象；丹溪予补中益气加凉剂，以及黄柏，性寒凉，以治湿热相火。

[5] 秘真丸、凤髓丹为降心火、益肾水之意，另加安神带补，养心温阳，潜摄固精的桑螵蛸散。

二十八、淋闭、不禁

朱丹溪治一人，因服分利之药太过，遂致秘塞①，点滴不出，谓其胃气陷于下焦，用补中益气汤，一服而通。因前多用利药损其肾，遂致通后遗溺，一夜不止，急补其肾然后已②。凡医之治是症者，未有③不用泄利之剂，谁能顾④其肾气之虚哉？（《续名医类案》卷二十）[1]

　　丹溪又治一男子，患淋久，囊大如球，茎如槌。因服利药多，痛甚，脉微弱如线。以参、芪、归、术加肉桂、元胡 各一钱，木通、山栀、赤芍药、赤茯苓、甘草梢等药，一服痛稍减，二服小溲利，四服愈。[2]

　　丹溪治一妇人，患心中如火，一烧便入小肠，急去小便，大便随时亦出，如此三年。求治，脉滑数，此相火透入小肠经，以四物加炒连、柏、小茴、木通，四贴而安。（以上自《古今医案按》卷六）[3]

　　一妇，年五十，患小便涩，治以八正散等剂，小肠胀急不通，身如芒刺。朱以所感霖淫雨湿，邪尚在表，因用苍术为君，附子佐之，发表，一服即汗，小便随通。

　　一人，年八旬，小便短涩，分利太过，致涓滴不出。盖饮食过伤，其胃气陷于下焦，用补中益气汤，一服即通。（以上自《名医类案》卷九）[4]

『注释』

①秘塞：阻塞不通。
②已：停止。
③未有：没有。
④顾：顾及，考虑。

『按语』

[1] 此因分利太过而胃气下陷，致小便不通，以补中益气汤补气升阳，通后遗尿则补肾以治疗。

[2] 此为过服清利药而致虚寒证，脉微如线，宜温补，补中益气，温经通络，利水利血，显效迅速。

[3] 此黄连、黄柏泻君相之火，木通配四物之生地，有导赤之功，为治湿热相火入小肠经的主药。用四物是柔润养血，以防苦寒药化燥伤阴，用小茴香辛热"开提其气以升之"，用为反佐。

[4] 此因分利太过而胃气下陷，致小便不通，以补中益气汤补气升阳。

二十九、大 便 秘 结

一妇，产后秘结，脉沉细，服黄柏、知母、附子，愈。

丹溪治其母，年高多痰饮，大便燥结，时[1]以新牛乳、猪脂和糜粥中[2]进之，虽得暂时滑利[3]，终是腻物积多。次年夏时郁为粘痰，发为胁疮，作楚甚困[4]。苦思而得节养之说，时进参、术等补胃、补血之药，随天令[5]加减，遂得大府[6]不燥，面色莹洁，因成一方。用参、术为君，牛膝、芍药为臣，陈皮、茯苓为佐，春加川芎，夏加五味、黄芩、麦冬、冬加当归身、倍生姜。一日一贴、或二贴，小水[7]才[8]觉短少，便进此药，小水之长如旧，即是隙病捷法[9]。

『注释』

①时：时常，不时。

②中：中和。

③滑利：滑润通利，指大便通畅，不干燥。

④作楚甚困：发作时疼痛，十分痛苦。困，困扰。

⑤天令：天气时令。

⑥大府：府通"腑"。泛指肠胃。

⑦小水：小便。

⑧才：刚刚，仅仅。

⑨隙病捷法：隙，孔隙。隙病，指由孔隙排出之类（大、小便等）的疾病。捷法，迅速快捷的方法。

三十、煎 阴 病

朱丹溪治吴江王氏子，年三十岁，忽阴挺长肿而痛，脉数而沉实。用朴硝、荆芥汤浸洗，又用三一承气汤大下之愈。（《续名医类案》卷十九）

一妇人，产后，有物不上如衣裙，医不能喻[1]。翁曰：此子宫也。气血虚，故随子而下。即与黄芪、当归之剂而加升麻举[2]之，仍用皮工之法[3]，以五倍子作汤洗濯，皱[4]其皮。少选[5]，子宫上。翁慰之曰：三年后可再生儿，无忧也。如之。

（《九灵山房集》卷十）[1]

一人，色苍黑，年五十余，素善饮，忽玉茎坚挺，莫能沾裳，不可屈腰作揖，常以竹篦为弯弓状，拦于玉茎之前，但⑥小溲后饮酒，否则气不相接，盖湿热流入厥阴经而然也。专治厥阴湿热而愈。（《古今医案按》卷八）

『注释』

①喻：知道，了解，明白。
②举：升举，提升。
③皮工之法：皮匠所用之法，即下文所言"五倍子作汤洗濯"。
④皱（qūn逡）：本义为皮肤开裂，此指使子宫收缩。
⑤少选：不久的时间。
⑥但：只，仅仅。

『按语』

[1] 产后子宫脱垂治以补中益气、升举之剂为自然之法，而外用洗濯却属奇妙之想。

三十一、诸　痛

一妇，春末，心脾疼，自言腹胀满，手足寒过肘膝，须绵裹火烘，胸畏热，喜掀露风凉，脉沉细涩，稍重则绝，轻似弦而短，渴喜热饮，不食。以草豆蔻丸三倍加黄连、滑石、神曲为丸。白术为君，茯苓为佐，陈皮为使，作汤下百丸，服至二斤，而愈。（《古今医案按》卷七）

丹溪治一人，年三十六，虚损瘦甚，右胁下疼，四肢软弱。二陈汤加白芥子、枳实、姜炒黄连、竹沥，八十贴安。（《名医类案》卷六）[1]

朱丹溪治一妇人，脾疼，带胁痛，口微干。问，已多年。时尚秋，用二陈汤加川芎、干葛、青皮、木通，下芦荟丸二十粒。

张宅张郎，气痛，起自右胁，时作时止，脉沉而弦，小便时有赤色，吞酸，喜呕出食。此湿痰在脾、肺间，而肝气乘之。小柴胡汤去黄芩加川芎、白术、木通、白芍、滑石、生姜，煎汤下保和丸三十五粒。[2]

一妇人，气晕，两胁、胸、背皆痛，口干。用青皮、半夏 各一钱，白术、黄芩、川芎 各三钱，木通 二钱五分，陈皮、桔梗 各二钱，甘草炙 半钱，以上分六帖煎热服。又胁下有食积一条杠起①，加吴茱萸炒黄连。

朱丹溪治杨淳三哥，旧有肾疾，上引②乳边及右胁痛，多痰，有时膈上痞塞，大便必秘，平时少汗，脉弦甚。与保和、温中各二十丸，研桃仁、郁李仁吞之，而愈。[3]

朱丹溪治寿四郎，右胁痛，小便赤少，脉少③弦不数。此内有久积痰饮，因为④外感风寒所遏，不能宣散，所以作痛。以龙荟丸三十五粒，细咀姜皮，以热汤下。服后胁痛已安，小便尚赤少，再与白术 三钱，陈皮、白芍 各二钱，木通 一钱半，条芩 一钱，甘草 五分，姜 三片，煎热饮之。

方提领，年五十六，因饮酒后，受怒气，于左胁下与脐平作痛，自此以后渐成小块，或起、或不起，起则痛，痛止则伏⑤，面黄口干，无力食少，吃物便嗳。服行气药，转恶风寒，脉之左大于右，弦涩而长，大率左手重取则全弦。此热散太多，以致胃气大伤，阴血下衰。且与和胃汤，以补胃气，滋养阴血。并下保和丸，助其运化，俟⑥胃稍实，阴血稍充，却⑦用消块和胃。人参 三钱，白术 钱半，陈皮 一钱，白芍、归身 各五分，干葛 三分，红花 豆大，炙草 二钱，作一帖，下保和丸二十五、龙荟十五。（以上自《续名医类案》卷十八）

丹溪治一老人，腹痛不禁下⑧者。用川芎、苍术、香附、白芷、干姜、茯苓、滑石等剂。而愈。[4]

一人，中脘作疼，食已，口吐血，紫霜色，二关脉涩，乃血病也，跌仆而致。治以生新去陈⑨之剂，吐出片血碗许而安。（以上自《名医类案》卷六）

丹溪治一小儿，好⑩粽成腹痛。用黄连、白酒，面为末，服之，愈。（《名医类案》卷十二）

朱丹溪治一妇，上腹大痛，连及两肋，以香附末，汤调而安。

朱丹溪治一人痛当脐⑪，棉棉不已⑫，脉弦伏无力。因作挟阴治，理中加肉桂八分，附子三分，煎冷服，随愈。（以上自《续名医类案》卷十九）

朱丹溪治孙院君⑬，因近丧⑭，冒⑮恶气伤胎，肚痛手不可近，发热、口中不思饮食，须安胎散滞气。青皮 二钱，黄芩、白芍 各二钱，归尾 一钱五分，木香五分，甘草炙 四分，水三盏，先煎苎根 二大片，煎至二盏，去苎根入前药同煎

至一盏，热服，全愈。(《续名医类案》卷二十四）

朱丹溪治一妇人，年十八，难产七日，产后大便泻，口渴气喘，面红有紫斑，小腹胀痛，小便不通。用牛膝、桃仁、当归、红花、木通、滑石、甘草、白术、陈皮、茯苓煎汤，调益母膏，不减，后以土牛膝煎浓汁一碗饮之。至一更许，大利⑯下血一桶，小便通，向愈⑰。

朱丹溪治冯宅妇，产后发热、腹中痛有块，自汗恶寒，曾服黑神散。用白术、白芍 各三钱，滑石 五钱，黄芩、丹皮 各二钱五分，人参、川芎、归尾、陈皮、荆芥、干姜 各一钱，甘草 些须。(以上自《续名医类案》卷二十五）

朱丹溪治一人足跟痛，有血热，用四物汤加黄柏、知母、牛膝之类。(《续名医类案》十九卷）

『注释』

①杠起：杠，较粗的一条线条，即如一条粗线隆起。

②上引：引，牵引，引导。向上牵引。

③少：稍微。

④为：被。

⑤伏：埋伏。此处为暂时潜藏起来。

⑥俟：等待。

⑦却：再，且，还。

⑧不禁下：禁受不住利下药。

⑨生新去陈：生成新的，去除旧的。

⑩好：喜爱。

⑪痛当脐：正当脐部疼痛。

⑫棉棉不已：棉棉同"绵绵"，即疼痛连绵不断。

⑬院君：即县君。本为对五品官员母、妻的称呼，后来一般富户的妻子也被称为"院君"。

⑭近丧：刚刚经历丧事。

⑮冒：触犯，冒犯。

⑯利：通利。

⑰向愈：接近痊愈。

『 **按语** 』

[1] 瘦甚肢软，属痰不属虚，以二陈汤治痰，亦十分对症。

[2] 肝气犯胃，吞酸而呕，以小柴胡汤加减疏理肝气，以保和丸和胃化食，滑石、木通则主小便时有赤色。

[3] 温中丸即温中化痰丸，治停痰留饮，胸膈满闷；配伍消食化痰、和胃理气的保和丸，再加甘温润下的桃仁、郁李仁，效果自然非同一般。

[4] 此为有内实可下之证，因患者体弱不可用泻下之药治以辛温香散。

三十二、痛　风

一人因湿气，右手疼痛挛拳。以二陈加金毛狗脊、杜仲、川芎、升麻。

一人湿气，脚挛拳伸不直。用当归拈痛汤加杜仲、黄柏、川芎、白术、甘草、枳壳，愈。（以上自《名医类案》卷八）

朱丹溪治何县长，年四十余，形瘦性急，因作劳，背痛、臂疼、骨节疼、足心发热，可与四物汤，带热下大补丸、保和丸，共六十粒，食前服。（《续名医类案》卷十三）

三十三、痿

丹溪治郑安人①，年六十，虚而有痰，脉缓足弱。与半夏天麻白术汤，下酒芩丸，愈。

一士夫，因脚弱求诊，两手俱浮洪稍鼓，饮食如常，惟言问不答，肌上起白屑如麸②片，时在冬月，作极虚处治。询其弟，乃知半年前，曾于背、臂、腿三处，自夏至秋冬，节次③生疽，率④用五香连翘汤、十宣散与之，今结痂久矣。为作参芪白术当归膏，以二陈汤化饮之。三日后尽药一勺⑤，白屑没者大半，病者自喜，呼吸有力。补药应取效以渐⑥，而病家反怨⑦药不速应⑧，自作风病论治，炼青礞石 二钱半，以青州白丸作料，煎饮子顿服⑨之，阻之不听，因致不救⑩，乃以为警云！

『注释』

①安人：六品官员母、妻的封号。

②麸（fū肤）：小麦磨面过筛后，剩下的麦皮和碎屑。

③节次：按顺序，依此。

④率：大概。

⑤觔（jīn今）：同"斤"，重量单位。

⑥取效以渐：循序渐进取得效应。

⑦怨：责备，批评。

⑧药不速应：药物不能迅速产生效应。

⑨顿服：一次较快地将药服完。

⑩因致不救：因此导致不能救治（而死亡）。

『按语』

此案为痨证，且极虚之体不禁峻药，应渐进而补益，反用以风药而致不救，警示医家诊病用药须慎之又慎。

三十四、积　聚

一人，年近三十，旧因饱食牛肉、豆腐，患呕吐，即次①饮食不节，左胁下生块，渐大如掌，痛发则见②，痛止则伏③，其人性急，脉弦数，块上不可按，按之愈痛，时吐酸苦水。或作肾气治，朱曰：非也，此足太阴有食积与湿痰。逐投烧荔枝核 二枚，炒山栀 五枚去皮，炒枳核 十五枚去壳，山楂 九枚，炒茱萸九枚，人参 一钱，细研，取急流水一盏煎沸，入生姜汁令辣，食前通酒热服。与六贴，吐二贴，服四贴。与此药且④止其痛，却⑤与消块药。用半夏末 六钱，皂角 六个，黄连 半两炒，石鹸⑥ 二钱 另研，上以皂角水煮取汁，拌半夏末晒干，同为末，以糖球膏为丸，胡椒大，每服百丸，姜汤下，数日愈。[1]

一人，正月发痧，因此有块在脐边，或举发，起则痛、伏则不痛，有时自隐痛，自灸脐中。脉甚弦、右手伏、重按则略数。此蕴热，因春欲汗解，而气弱不能自发为汗，复郁。又因食不节，热挟食，所以成块。宜以保和丸二十、温中丸、抑青丸二十，白术、木通、三棱汤下之。

一妇，死血、食积、痰饮，成块在胁，动作雷鸣，嘈杂，眩晕，身热，时作时止。以台芎、山栀炒、三棱、莪术并醋煮，桃仁 去皮尖、青皮、麦皮、面 各五钱，黄连 一两，半用吴萸炒、半用益智炒（去萸、益不用），山楂、香附各一两，萝卜子 一两半，炊饼丸服。[2]

一妇，血块如盘，有孕，难服峻药，以香附 四两，桃仁 一两，海石 二两，白术 一两，神曲糊丸。

朱丹溪治贾福六舅子，十六岁，左胁有块，能饮食。青皮、醋炒三棱、柴胡 三分，桂枝、川芎、防风 各二钱，白术 二钱半，木通 一钱半，海藻 一钱，甘草 五分，分七帖，煎取半盏，下保和丸十五丸，忌一切发物。(《续名医类案》卷三十)

『注释』

①即次：此次。
②见：通"现"，出现。
③伏：潜藏，暂时消失。
④且：暂且，姑且。
⑤却：再，还。
⑥鹻（jiǎn 减）：即碱。

『按语』

[1] 此属气聚而非血积，诊为"足太阴有食积与湿痰"，用破气消导诸药以止痛止吐，再重用皂角软坚散结，配半夏消痰除痞，石鹻洗涤垢腻，黄连清热，糖球即山楂化食消积，丸服取其峻药缓投。

[2] 此案死血、食积、痰饮并存，须行死血，降火消食，消积化块。

三十五、头面、五官

朱丹溪治一妇人，面颊两腮热肿，此膈壅之病也。干葛、桔梗 各钱半，升麻 一钱，苏叶 钱半，薄荷 一钱，炙甘草 七分，姜 一片，水煎，食后服。(《续

名医类案》卷十六）

丹溪治一女子，十七、八岁，发尽脱，饮食起居如常，脉微弦而涩，轻重皆同。此厚味成热，湿痰在膈间，复因多食酸梅，以致湿热之痰，随上升之气至于头，薰蒸发根之血，渐成枯槁，遂一时脱落，治须补血升散。乃以防风通圣散去硝，惟大黄酒炒三次，兼以四物，合作小剂与之。月余，诊其脉，知湿热渐解，乃停药。淡味二年，发长如初。（《古今医案按》卷七）

朱丹溪治飞丝入目，红肿如眯，痛涩不开，鼻流清涕，用京墨浓磨，以新笔涂入目中。闭目少时，以手张开，其丝自成一块，看在眼白上，却用绵轻轻拭出即愈。如未尽，再治。又飞丝入目，用头垢点入目中即出，神效。又眯目，盐与豉置水中浸之，视水其渣立出。（《续名医类案》卷十七）

朱丹溪治一人病眼，至春夏便发，当作郁治。用黄芩 酒浸，南星 姜制，香附、苍术 俱童便浸，连翘 各二两，山栀炒 一两，川芎 童便浸一两半，陈皮 酒浸，草龙胆 酒蒸，萝卜子、青黛各半两，柴胡 三钱为末。神曲糊丸。服之，旬月①而愈。

朱丹溪治冯官人，左耳鸣，此因劳得之，法当补阴而镇坠之。黄芪、人参、当归、陈皮、茯苓、升麻、酒柏、防风、甘草、白芍，食前热饮，饮了，去眠一觉。

丹溪治一中年人，右鼻管流浊且臭。脉弦小，右寸滑，左寸涩。灸上星、三里、合谷。次以酒芩 二两，苍术、半夏 各一两，辛夷、川芎、白芷、石膏、人参、葛根 各五钱。分七贴，服之，全愈。乃痰郁火热之症也。

一人，鼻中流臭黄水，脑亦痛，名控脑沙，有虫食脑中，用丝瓜藤近根三、五尺许，烧存性，为细末，酒调服即愈。又灸法顖会、通天，灸七壮，随鼻左右灸。常见灸后去臭肉一块，从鼻中出，臭不可言，而愈。

有人卒②食物，从鼻中缩入③脑中，偶像④、介介痛⑤不得出。以牛脂或羊脂如指头大，内⑥鼻中，以鼻吸入，须臾⑦脂消，物逐⑧脂出也。（以上自《续名医类案》卷十七）

朱丹溪治走马牙疳⑨，蚕退纸烧灰存性，入麝香少许，蜜和敷患处，加白矾尤妙。（《续名医类案》卷二十八）

『 **注释** 』

①旬月：一整月。

②卒：同"猝"，突然，急促。

③缩入：此处为抽入之意。

④偶像：视物重影。

⑤介介痛：耿耿疼痛，心中不安。

⑥内：同"纳"。

⑦须臾：一会儿。

⑧逐：跟随。

⑨走马牙疳：病名。患牙疳而发病急速，势如走马者。

三十六、腿、足

一人两足痰重，不任①行动，发则肿痛，一日在不发中，诊脉三部皆大搏手②，如葱管无力。身半以上肥盛，盖其膏粱妾御，嗜欲无穷，精血不足，湿热太盛。用益精血于其下，湿热于其上，二方与之。或言脚气③无补法，故不肯服。三月后痛作，一医用南方治法，汗，不效。一医用北法治之，下，即死于溺器上。吁！业岐黄者④，虚实之辨，盖可以忽乎哉？（《名医类案》卷六）[1]

朱丹溪治一丈人⑤，年七十岁，患脚膝病，稍肿，此血虚而挟湿热也。用生地、归头、白芍、苍术、炒柏、川芎、桂、木通，水煎，食前热服。（《续名医类案》卷十九）

朱丹溪治一妇人，脚疼怕冷，夜剧日轻。用生地、白芍、归尾 各五钱，炒黄柏、黄芩、白术 各五分。四贴水煎，带热服。

一妇人，脚叉骨病，用苍术、白术、陈皮、白芍 各三钱，木通 二钱，甘草五分，二服送大补丸五十粒。

儒者章立之，左股⑥作痛，用清热渗湿之药，色赤肿胀，痛连腰胁，脚足无力，此足三阴虚。用补中益气、六味地黄。两月余元气渐复，诸症渐退，喜其慎疾⑦，年许而痊。

府庠钟之英，两脚生疮，色黯，如钱似癣者三、四，痒痛相循⑧，脓水淋漓，晡热⑨内热，口干面黧，此肾虚之症。用加味六味丸，数日而愈。此症若用祛风败毒之剂，以致误人多矣。

一男子，素遗精，脚跟作痛，口干作渴，大便干燥，午后热甚。用补中益气加白芍、元参及六味丸而愈。

周都宪，两腿作痛，形体清癯，肝脉弦数，却属有余之症，用龙胆泻肝汤治之，愈。

一妇人，两腿作痛，不能伸展，脉弦紧，按之则涩，先以五积散二剂，痛少⑩止。又一剂而止。更以神应养真，而能屈伸。

一男子，腿痛，每痛则痰盛，或作嘈杂，脉滑而数。以二陈汤加升麻、二术、泽泻、羌活、南星，治之而安。

一男子，素有脚气，胁下作痛，发热头晕，呕吐，腿痹⑪不仁⑫，服消毒护心等药不应，左关脉弦，此亦是脚气也，以半夏杜经汤治之而愈。

一男子，脚软肿痛，发热饮冷，大小便秘，右关脉数。乃是阳明经湿热流注也，以大黄左经汤治疗之而愈。

一男子，臁⑬胫兼踝脚皆燉⑭痛，治以加味败毒而愈。

一男子，两腿肿痛，脉滑而缓，此湿痰所致也，先以五苓散加苍术、黄柏二剂少愈。更⑮以二陈、二术、槟榔、紫苏、羌活、独活、牛膝、黄柏，而瘥。夫湿痰之症，必先以行气、利湿、健中为主。若气和则痰自消，而湿亦无所容矣。

一妇，两腿作痛，脉涩而数，此血虚兼湿热。先以苍术、黄柏、知母、龙胆草、茯苓、防风、防己、羌活，数剂，肿痛渐愈。又以四物汤加二术、黄柏、牛膝、木瓜，月余而愈。

一膏粱之人，两脚发热，作渴，左尺脉数而无力。谓此足三阴亏损，防患疽。不信，反服清热化痰之药，更加晡热，头晕。又服四物、知柏，日晡热甚，饮食渐少，而发疽。乃用补中益气、六味地黄，百余而愈。其不信，以致不起者多矣。（以上自《续名医类案》卷十九）

『注释』

①任：随意，放任，无拘束。

②大搏手：大，很大地。搏手，指脉的跳动明显，触顶切脉者的手指。

③脚气：病名，又称脚弱，因外感湿邪风毒或饮食厚味所伤，积湿生热，流注于脚而成。

④业岐黄者：业，从业，以……为事业。岐黄：岐伯和黄帝，被奉为医家之

祖。此指所有从事治疗的医生。

⑤丈人：对年长人的尊称。

⑥股：大腿。

⑦慎疾：谨慎、重视疾病。

⑧相循：按次序循环出现。

⑨晡热：下午3～5点发热。

⑩少：稍微。

⑪痹：麻木。

⑫不仁：没有感觉。

⑬臁（lián廉）：小腿的两侧。

⑭焮（xìn信）：火烤、炙。

⑮更：改变、调换。

『按语』

[1] 此案精血不足，湿热壅盛，本虚标实，治宜标本兼顾。惜哉治疗不当而致不治。

三十七、疠　风

一贫妇，寡居病癞①，翁见之恻然②，乃曰：是疾世号难治者，不守禁忌耳。是妇贫而无厚味，寡而无欲，庶几③可疗也。即自具药，疗之。病愈。后复投四物汤数百，遂不发动④。（《九灵山房集》卷十）

一人，面浮油光，微肿色变，眉脱⑤，痒，二世疠风⑥，死者三人。与醉仙散，出涎水⑦如盆，而愈。

一人，面肿，色变黑，燥痒，眉发⑧脱落，手足皮燥、厚拆，痛痒，无全肤，有时痒入骨髓，抓至血出，稍止复作，昼夜不眠，与醉仙丹、再造丸二药而愈。

一妇，两足胫疮溃，眉落，与再造散，一服愈。年少不能断欲、忌口，一年复发。其上二人不发者，亦非能如法调掇⑨，由病得之未深⑩，鼻柱⑪未坏，疮未溃腐故耳。故，人抱病，不可不早治也。（以上自《名医类案》卷九）

『 **注释** 』

①癞（lài 赖）：病名，即麻风。

②恻然：同情的样子。

③庶几：或许，大概。

④发动：发作，复发。

⑤眉脱：眉毛脱落。

⑥二世疠风：两代人患麻风。

⑦涎水：口水。

⑧眉发：眉毛、头发。

⑨掇（duō 多）：调养治疗。

⑩病得之未深：原因是得病还不十分严重。

⑪柱：鼻梁。

三十八、丹、疹

丹溪治一乳孩，因胎毒两腋生疖，后腹胀发①赤疹如霞片，以剪刀草汁，调原蚕砂敷之，愈。（《名医类案》卷九）

朱丹溪治朱院君，三十余，久患瘾疹②，身痹而紫色，与防风通圣散加牛蒡，为极细末。每一钱，水盏半，入姜汁合辣，煎。食热饮之。（《续名医类案》卷三十五）

朱丹溪治一中年男子，痈溃后，发热，干呕，背发丹煤③，用诸般敷贴丹煤药，乃用刀于个个丹头出血，皆不退。后用半夏、生姜加补剂治呕不效。遂纯用参半两，归、术各一钱五分，浓煎一帖，呕止。二、三帖丹渐缓，热渐减。约五十余帖，热始除，神气始复。

鲍允中，年五十岁，风丹痒甚，腹微痛，咽不利，面目微肿，五、六日不退，两寸脉滑大实，右浮大，左浮弦小。以炒芩、炒连、四物、桔梗、甘草、鼠粘、紫葳各一钱，防风、黄芪各五分。凡五、六帖而安。（以上自《续名医类案》卷九）。

『注释』

①发：发作。

②瘾疹：病名，即荨麻疹。

③丹瘭（biāo 标）：病名，即丹毒，因患部皮肤红如涂丹，热如火灼故名。

三十九、痘　疮

丹溪治一妇，年二十岁，有孕七个月，出痘大渴，不甚①出透，寒热交作②，此虚也。以参、芪、归、术、陈皮 各一钱，炙甘草 二钱，姜 二片，酒水各半煎。

一子，十九岁，出痘有红斑，吐泻而渴。以白术 三钱，陈皮 二钱，黄芪、当归、茯苓、缩砂 各钱半，苍术 一钱，炙甘草 三分，生姜 二片。

一子，十余岁，出痘，热时出，根脚密，呕吐不食，腰背骨节痛，大渴，喉亦痛，全不食者半月余，脉浮弦洪而数。与参、芪、归、术、炙草、陈皮、茯苓、黄芩煎服之。至五日色淡，又加桂少许，归、芪再用酒制。至七日，痒甚，加丁香数粒，附子少许，痒止。至八、九日渴大作而腹泄泻，痒至午，寒战③，以参、术为君，芪、归、陈、茯、炙草、芩为臣，至十一日不靥，或时谵语，但守本方服之，后自吐痰多而安。

一婢，痘后渴，肚急，小便少，发热，以炙甘草 钱半，白术、白芍 各五分，炙芪、川芎、陈皮 各三分，木通 二分。

一子，五岁，痘后肚急，以白术 一钱，陈皮、木通 各五分，犀角、川芎、苏梗、白芷、炙草 各三分。

一女，十余岁，痘发不透，靥落后，骨节痛，食少，夜间或热。此余毒在内，虚甚难于疏导，须在补中有通。以归、术、陈皮 各一钱，牛膝 五分，通草、苏梗 各三分，犀角、炙甘草 各二分，姜 三片。

一儿，七岁，痘初出不透，毒气攻内，骨节作痛，两足不可直，瘢痕欠而利，小便赤少，以归、术 各一钱，陈皮、木通、犀屑、人参、茯苓 各五分，炙草 少许，分二贴。

一女，伤寒，但腹痛甚，日夜啼哭，手足厥冷，危殆④！时痘灾大行，疑是痘症，遂取生猪血，急用脑麝和灌，一服得睡，痘出乃安。（以上自《名医类案》

卷十二）

朱丹溪治一叟，发热而昏倦，其脉大而似数。与参、芪、归、术、陈皮、大料，贰拾剂而痘出。又二十剂而脓泡成，身无完肤。又六十剂而安。

朱丹溪治一子，七岁，痘将出未出之际，腹泄数行，其泄色黑，不发根窠。三日后痒，抓出即黑水，口渴，其根窠如水疥状，不红泽、起发，食少，脉浮数有力、按之虚。遂用参、芪、归、术、陈皮、肉豆蔻为君，炙甘草、诃子、桂为使，水煎熟，好酒些少，咽下痒立止，食立进，根窠红泽而起发，二服全愈。（以上自《续名医类案》卷二十六）[1]

『 注释 』

①甚：非常，很。
②交作：交替发作。
③寒战：即战栗，病状名，自觉寒冷且身体颤振。
④危殆：十分危险。

『 按语 』

[1] 此案虚而有寒，故除大补气血之外，还用肉豆蔻、桂之辛热及诃子之收敛。体现丹溪痘疹论治心法。

四十、痈 疽 疮 疡

一老妇，形实性急，嗜酒，脑生疽十五日，脉紧急且涩。用大黄细切、酒炒为末，以人参酒炒，入姜煎汤，调末一钱服，少时再服。得睡，上身汗出而愈。（《名医类案》卷九）[1]

一人，患脑疽，面目肿闭，头焮①如斗。此膀胱湿热所致，以黄连消毒散二剂，次以槐花酒二碗，顿退②。以指按下，肿即复起，此脓成也。于颈、额、肩、颊各刺一孔，脓并涌出，口目始开。更以托里③药加金银花、连翘，三十剂全愈。（《名医类案》卷十）[2]

朱丹溪治元杜清碧，学道武夷④，至婺源⑤病脑疽，自治不愈。朱往视之曰：

何不服防风通圣散？清碧曰：服数次矣。朱曰：盍⑥以酒制之？清碧乃悟，服不尽剂而愈，自此心服丹溪。（《续名医类案》卷三十一）

朱丹溪治王姑丈，七十余，患项疽，脉实而稍大，此因忧闷而生太阳经。治之：归头 二钱，黄柏 一钱五分，黄芪、羌活、地黄、酒芩、桔梗 各一钱，酒连、连翘、防风、生甘草、人参、陈皮、防己、泽泻 各五分，白水煎服。（《续名医类案》卷三十一）

朱丹溪曰：予见吴兄厚味气郁，而形实性重，年近六十，患背疽。医与他⑦药皆不行，惟香附末饮之甚快，始终只此一味，肿溃恃此⑧以安。此等体实，千百而一见者也⑨。（《续名医类案》卷三十二）

丹溪治一人，肩井后肿痛，身热且嗽，其肿按之不坚，此乃酒痰流结也。遂用南星、半夏、瓜蒌、葛根、芩、连、竹沥，作煎饮之，烧葱根熁⑩肿上，另用白芥子、白矾作小丸，用煎药吞二十丸。须臾痰随嗽出，半日约去三、四碗，而愈。（《名医类案》卷十）

丹溪治一人，年近五十，质弱忧患，右膊外侧生核，红肿如栗，脉浮大弦数、重似涩，此忧患伤血。宜用补，以防变症，以人参膏下竹沥。他工⑪以十宣五香间与⑫，后值⑬大风，核高大有脓，中起红线过肩脊及左胁下，急作参膏入芎术汤、姜汁饮之。尽参三斤，疮溃。又多与四物加参、术、芎、归、陈皮、甘草、半夏、生姜，服之而愈。（《名医类案》卷九）

朱丹溪治从叔，平生多虑，质弱神劳，年近五十，忽左膊外侧臁上起一小红肿，大约如栗。曰：慎勿轻视。且先与人参大料作汤，二三斤为好。彼未之信，慢进小帖⑭数服，未解⑮而止。旬余⑯值大风拔木，疮上起一道红线，绕至背胛，直抵右胛肋。曰：必大料人参，少加川芎、陈皮、白术等补剂与之。后与此方，两阅月⑰而安。（《续名医类案》卷三十一）[3]

朱丹溪治一妇人，年六十，厚味郁气，而形实多妒。夏，无汗而性急，忽左乳结一小核，大如棋子，不痛，自觉神思不佳，不知食味。经半月，以人参汤调青皮、甘草末入生姜汁细细呷⑱，一日夜五六次，至五七日消矣。此乃乳岩之始，不早治，隐⑲至五年十年以后发。不痛不痒，必于乳下溃一窍⑳，如岩穴出脓。又或五七年、十年，虽饮如故，食如故，洞见五内㉑乃死。惟不得于夫者有之。妇人以夫为天，乃能生此。谓之岩者，以其如穴之巅崿空洞㉒，而外无所见，故名曰：岩。患此者，必经久淹延㉓，惟此妇治之早，消患于未形。余者皆死，凡十余人。又治一初嫁之妇，只以青皮、甘草与之安。[4]

一孀人^㉔，但经将行^㉕而乳肿，先两日发，口干而不渴，食少减，脉左弦带数、右却平。治用四物汤加陈皮、白术、茯苓，带热下，与点丸三十粒。

义二孀人，平时乳内有结核不痛，忽乳边又有一肿核，颇觉有些痛。黄芩、川芎、木通、陈皮 各四钱，人参 二钱，白芍 一钱，大腹皮 三钱，炙甘草、生甘草 各一钱，当归头 一钱，分二帖，煎服。

黄孀人，乳肿痛。青皮、石膏、连翘、角刺、黄药子、当归头、木通 各一钱、生甘草 三分，入好酒些少，同煎饮。又别药洗肿处。（以上自《续名医类案》卷三十一）

一妇以毒药去胎^㉖后，当脐右结块，块痛甚则寒热，块与脐高一寸，痛不可按，脉洪数。谓曰：此瘀血流溢于肠外肓膜之间，聚结为痈也。遂用补气血行结滞，排脓血之剂，三日决^㉗一锋针，脓血大出，内如粪状者臭甚。病妇恐，因谓气血生肌，则内外之窍自合。不旬日^㉘而愈。（《古今医案按》卷十）[5]

一士人，于背臀腿，节次^㉙生疽，用五香连翘汤、十宣散而愈。后脚弱^㉚懒语，肌上起白屑如麸^㉛，脉洪稍鼓。时冬月，朱作极虚处治，令急作参芪归术膏，以二陈汤化下，尽药一斤半，白屑没大半，呼吸有力。其家嫌效迟，自作风病治之，服青礞石等药，因致不救，故书以为戒^㉜。（《名医类案》卷九）[6]

朱丹溪曰：痈疽入囊^㉝者，予尝治数人，悉^㉞以湿热入肝经施治，而用补阴佐之，虽脓溃皮脱，睾丸悬挂皆不死。（《续名医类案》卷三十三）

丹溪治一邻人，年三十余，性狡^㉟而躁，素患下疳疮，或作或止。夏初，患白痢，膈上微闷，医与理中汤四贴，昏闷若死，片时而苏，脉之两手皆涩，重取略弦似数。曰：此下疳疮之深重者，与当归龙荟丸去麝，四帖而利减，与小柴胡去半夏，加黄连、白芍、川芎、生姜，煎服，五、六帖而安。（《续名医类案》卷三十五）

朱丹溪治一人，肛门生疖，后不收口，针窍三孔穴边血脓，用黄芪、条芩、连翘、秦艽，以上末之，神曲丸服。（《续名医类案》卷三十三）

『 注释 』

①焮（xìn信）：皮肤发炎肿痛。

②顿退：立刻消退。

③托里：运用补益气血的药物，扶助正气，托毒外出，以免毒邪内陷的方法。

④武夷：指武夷山。

⑤婺（wù物）源：县名，今在江西省东北部。

⑥盍（hé何）：何不。

⑦他：另外，其他，别的。

⑧恃（shì是）此：依靠这种药。

⑨千百而一见者也：千百人中才可见到一个这样的人。

⑩熻（xié邪）：火靠近烤。

⑪他工：别的医生。

⑫间与：间隔给予。

⑬值：碰到，遇到。

⑭小帖：小剂量的药物。

⑮未解：没有解除疾病。

⑯旬余：十几天。

⑰两阅月：两整月。

⑱呷（xiā虾）：一小口一小口地喝。

⑲隐：隐藏，即潜伏。

⑳窍：孔，洞。

㉑五内：即五脏。

㉒巅岈（yá牙）空洞：深山山顶的空洞。

㉓淹延：长期拖延。

㉔孺人：宋代五品官的母亲或妻子的封号，明清为七品官的母亲或妻子的封号。

㉕但经将行：只要是月经将来。

㉖去胎：堕胎。

㉗决：排出阻塞物，疏通水道。此即用锋针刺破。

㉘不旬日：不到十天。

㉙节次：按次序。

㉚脚弱：病名，即脚气。因外感湿邪风毒或饮食厚味所伤，积湿生热，流注于脚而成。

㉛麸（fū肤）：小麦磨面过筛后，剩下的麦皮和碎屑。

㉜戒：告诫。

㉝囊：指阴囊。

㉞悉：全部，都。

㉟狡：狡猾，凶悍。

『按语』

[1] 清热消痈肿，兼顾正气。

[2] 证属热毒壅盛，治法步步为营，层次分明。

[3] 依丹溪观点，治痈疽疮疡与内科病一样，要注意平衡阴阳，保护胃气，固护正气，扶正以祛邪。

[4] 所述病因、病程、病状及预后已十分类似今日之乳腺癌，但患者形体壮实，善妒，属于一般乳房肿块的可能性也很大。

[5] 此案是瘀滞蕴热酿为肠痈，行结滞，排脓血属常规治法。因病起毒药去胎，仍不忘补气血，体现丹溪治疗思想的要义。

[6] 是为病家急功近利乱用药物而致不救，因此治病宜循序渐进且对症施治。

四十一、经　带

丹溪治一妇，年二十岁，两月经不行，忽行，小腹痛，有块血紫色，以白芍、白术、陈皮 各五钱，黄芩、川芎、木通 各二钱，炙甘草 少许。[1]

一妇，气滞血涩，脉不涩，经不调，或前或后，紫色。苦两大腿外臁①麻木，有时痒，生疮，大便秘滞。以麻子仁、桃仁去皮尖、芍药 各二两，生枳壳、白术、归头、威灵仙、诃子肉、生地、陈皮 各五钱，大黄 煨 七钱，为末粥丸。

一妇，年四十八岁，因有白带，口渴，月经多，初来血黑色，后来血淡，倦怠食少，脐上急。以白术 钱半，红花 豆大，陈皮、白芍 各一钱，木通、枳壳 各五分，黄芩、砂仁、炙甘草 各三分，共九味煎汤，下保和丸三十粒、抑青丸二十粒。

一女，年十五，脉弦而大，不数，形肥。初夏时倦怠，月经来时多。此禀受②弱，气不足摄血也。以白术 钱半，生芪、陈皮 各一钱，人参 五钱，炒柏 三分。[2]

一妇，年四十余，月经不调，行时腹疼，行后又有三、四日淋沥，皆秽水，口渴面黄，倦怠无力。以白术 一两，归身尾 六钱，陈皮 七钱，黄连 三钱，木通二钱，生芪、黄芩 各二钱，炙甘草 一钱，分作八贴，下五灵脂丸四十粒，食前服。[3]

一妇月经不匀，血紫色，来作痛，倦怠恶寒，为人性急。以青皮 五分，川芎、黄芩、牡丹皮、茯苓 各二钱，干姜 一钱，炙甘草 五分。

一妇，年二十岁，月事不匀，来时先腹隐疼，血紫色，食少无力。以白术 四钱，黄连、陈皮 各二钱半，牡丹皮 二钱，木通、黄芩、人参、茱萸 各钱半，炙甘草 五分，分作四贴，水二盏，煎取小盏，食前服。

一妇，年二十余，形肥痞塞不食，每日卧至未③，饮薄粥④一盏，粥后必吐水半碗，仍复卧，经不通三月矣。前番⑤通时黑色，脉辰时寸关滑有力，午后关滑，寸则否。询之，因乘怒饮食而然。遂以白术 两半，厚朴、黄连、枳实 各一两，半夏、茯苓、陈皮、山楂、人参、滑石 各八钱，砂仁、香附、桃仁 各半两，红花 二钱，分作十贴，每日服一帖，各入姜汁二蚬壳。间⑥三日，以神佑丸、神秘沉香丸微下之，至十二日，吐止，食渐进，四十日平复如故。[4]

一妇，年三十余，形瘦，亦痞不食，吐水，经不通。以前药方加参、术、归为君，煎熟，入竹沥，半盏姜汁，服之。但不如神佑丸下之，亦平复。或咳嗽寒热而经闭者，当于咳门湿痰条求⑦之。

丹溪治一妇，三十余岁，堕胎后，血不止，中满，倦怠，烦燥，脉沉大而数，重取微弦。作怒气伤肝，感动⑧胃气。以二陈汤加川芎、白术、砂仁，二十贴安。（以上自《名医类案》卷十一）

朱丹溪治一妇人，积痰经不行，夜则谵妄。以瓜蒌子 一钱，黄连 半钱，吴茱萸 十粒，桃仁 五个，红曲末 些少，砂仁 三钱，山楂 一钱，以上末之，以生姜研坎饼丸。[5]

一妇阴虚，经脉久不通，小便短涩，身体疼痛。以四物汤加苍术、牛膝、陈皮、生甘草，又用苍莎丸加苍耳、酒芍为丸，煎汤送下。

一妇人，两月经不行，腹痛发热，但行血凉血，经行自愈。用四物汤加黄芩、红花、桃仁、香附、元胡索之类。（以上自《续名医类案》卷二十三）

一妇，行经色淡若黄浆，心腹嘈杂，此脾胃湿痰故也。以二陈汤合四物入细辛、苍术，数服，即止。[6]

一女子，经水下如黑豆汁，此络中风热也。以四物加黄芩、川连、荆芥穗、蔓荆子，数服，血清色转。（以上自《古今医案按》卷九）

丹溪治一老妇，患白带一年半，只是头晕，坐立不久，睡之则安，专治带愈，其眩自止。

一老妇，好湿面，至此时得带下病，亦恶寒，淋沥。医与荷花须等药，发热，所下愈甚。又与砂仁、豆蔻药，以其食少也，腹胀满，气喘。又与葶苈，不应。又与禹余粮丸，增剧。又与祟土散，脉两手洪涩，轻则弦长而滑实，至是喘甚，不得卧。此是湿面酿成，湿在足太阴、阳明二经，水谷之气为湿所抑，不得上升，遂成带下淋沥。理用升举之剂以补气，和血次之。而工反与燥湿，宜其辗转成病。遂与人参生肺之阴，以拒火毒。白术以补胃气，除湿热，行水道。桃仁去污生新。郁李仁行积水，以通草佐之。犀角解食毒，消肿满。槟榔治最高之气。作浓汤，调下保和丸。又以素蓁养⑨，有肉积加阿魏小丸同咽之。四、五日后，气渐消、肿渐下，又加补肾丸，以生肾水之真阴，渐有向安之势。得睡，食有味，乃加与点丸，驱逐肺家积热而愈。（以上自《名医类案》卷十一）[7]

　　朱丹溪治陶遵外姑，年七十，形瘦善哕，患白带。食前姜汤吞大补丸五十丸一、二次，午膳后及卧睡时，各与小胃丹十五丸，愈。（《续名医类案》卷二十三）[8]

『注释』

①外臁（lián 廉）：小腿的外侧。

②禀受：承受，指先天体质。

③未：未时，十一点至一点。

④薄粥：稀粥。

⑤前番：前一次，上次。

⑥间：间隔。

⑦当于咳门湿痰条求：应当在咳嗽门类下边湿痰条目中查寻。

⑧感动：感应触动。

⑨以素蓁养：用素食调养。

『按语』

[1] 此为灵活运用桃红四物汤加减，效果明显。

[2] 此为补益气血，行滞凉血，标本同治，药简效专，丹溪治法高人一等。

[3] 此属气虚湿热，兼夹瘀滞，妙用五灵脂丸，独具匠心。

[4] 此案辨证准确，组方合理，照顾全面，体现丹溪治病之细致入微。

[5] 以红曲、山楂治食积痰，以瓜蒌子治老痰，以黄连少配吴茱萸治热痰，这

是《丹溪心法》的重要内容。

[6] 此案诊为脾胃湿痰,二陈汤主之。佐以四物活血行血,细辛通络,苍术行湿,辛温以防湿浊下流。

[7] 带下属痰湿之证,治当提升,但此案屡被误治。丹溪辨证准确,方药细致,值得后世借鉴。

[8] 大补丸降火以治其本;姜汤吞下,一则治带当顾其痰湿,二则防黄柏苦寒伤胃。小胃丹流湿导浊,峻药缓用,以助大补丸。

四十二、不　　孕

朱丹溪曰:肥盛妇人不能孕育者,以其身中脂膜闭塞子宫,而致经事不行,可用导痰汤之类。瘦怯妇人不能孕育者,以子宫无血,精气不聚故也,可用四物汤养血、养阴等药。余侄女形气俱实,以得子之迟,服神仙聚宝丹,背上发痛疽,症侯甚危。予诊其脉散大而涩,急以加减四物汤,百余贴,补其阴血。幸其质厚①,易于收救②,质之薄者,悔将何及?(《续名医类案》卷二十三)[1]

朱丹溪曰:怀孕受物,乃一脏之虚。如肝脏虚,其肝气止③能养胎,无余用也,不能荣④肝,肝虚,故爱酸物。

邢氏,亡其名,朱胜非妇,偶小疾,命视之。曰:小疾尔,不药亦愈,然不宜孕,孕必死。其家以为狂言⑤。后一岁⑥,朱妇得子,其家方有抱孙之喜。弥月⑦妇疾作,急召之,坚⑧不肯来,曰:去岁已言之,无可疗之理。越宿⑨而妇卒,人共奇之。(以上自《续名医类案》卷二十四)[2]

『注释』

①质厚:指先天体质强壮。

②收救:救治。

③止:仅。

④荣:荣养。

⑤狂言:轻率、狂妄的话语。

⑥后一岁:一年以后,过了一年。

⑦弥月:初生婴儿满月。

⑧坚：坚决，固执。

⑨越宿：过了一夜。

『按语』

[1] 前段是丹溪诊治不孕症的辨证理论基础。后一案举例说明热药对妇女的危害。

[2] 突出丹溪对疾病的预见，但未提及具体病因。

四十三、交　　肠

丹溪治马希圣，年五十，嗜酒，痛饮不醉，忽糟粕出前窍，尿溺出后窍，脉沉涩，与四物汤加海金砂、木香、槟榔、木通、桃仁，八贴，安。

一妇患此，破漆纱帽烧灰，米饮下，愈。

一人患前症，用旧幞头①烧灰，酒调下五分，愈。（以上自《名医类案》卷十一）。

『注释』

①幞（fú 浮）头：古代的一种头巾。

四十四、恶　　阻

丹溪治一妇，孕两月，呕吐头眩。医以参、术、川芎、陈皮、茯苓，服之愈重，脉弦，左为甚，而且弱。此恶阻病。必怒气所激，问之果然。肝气既逆，又挟胎气，参、术之补，大非所宜。以茯苓汤下抑青丸二十四粒，五服稍安。脉略数，口干苦，食则口酸。意其膈间滞气未尽行，以川芎、陈皮、山栀、生姜、茯苓，煎汤下抑青丸十五粒而愈。但口酸、易饥，此肝热未平，以热汤下抑青丸二十粒，至二十日而愈。后两手脉平和，而右甚弱，其胎必堕，此时肝气既平，可用参、术，遂以初方参、术等补之，预防堕胎以后之虚。服一月而胎自堕，却得平安矣。[1]

一妇，孕三月，吐痰水并饮食，每日寅卯作，作时小腹有气冲上，然后膈满而吐，面赤微躁，头眩，卧不能起，肢疼微渴。盖肝火挟冲脉之火冲上也。一日甚，二日轻，脉和，右手寸高，药不效者将二月余。偶用沉香磨水化抱龙丸，一服，膈宽，气不上冲。二、三服，吐止，眩减，食进而安。[2]

一孕妇七月，嘈杂吐食，眩聋，心下满塞，气攻肩背，两肘皆痛，要人不住手以热物摩熨①，得吐稍疏②，脉大。以炒条芩 二钱半，白术、半夏 各二钱，炒黄连、炒栀子、炒枳壳、当归、陈皮、香附、苍术 各一钱，人参、茯苓 各钱半，砂仁、炙甘草 各五分，生姜 七片，服二贴后，嘈杂吐止，心满塞退，但于夜间背肘之痛用摩熨，遂与抱龙丸，水化服之，其疾如失。（以上自《名医类案》卷十一）[3]

『注释』

①摩熨：按摩熨烫。
②得吐稍疏：吐出以后稍微通畅。

『按语』

[1] 抑青丸常用量为十粒，丹溪连用二十余日，难免苦寒伤及脾胃。攻伐太过而致胎堕。药物剂量还宜斟酌。

[2] 抱龙丸乃香窜辛散之药，本不宜用于孕妇，此案竟获大效，丹溪临床经验之丰富，用药之大胆可见一斑。

[3] 灵活运用香砂六君子汤及抱龙丸，大见奇效。

四十五、转　　胞

丹溪治一妇，年四旬，孕九月，转胞①，小便闭②三日矣，脚肿形瘁③，左脉稍和而右涩。此必饱食气伤，胎系④弱，不能自举而下坠，压膀胱偏在一边，气急为其所闭，所以水窍不能出也。当补血养气，血气一正，系胎自举。以参、术、归尾、芍药、带白陈皮、炙甘草、半夏、生姜，浓煎，服四贴，任其叫号。次早，以四贴粗⑤作一服，煎，顿饮，探吐⑥之，小便大通，皆黑水。后遂就此方加大腹皮、炒枳壳、青葱叶、砂仁，作二十贴与之，以防产前、后之虚，果得平安，产后亦健。[1]

一孕妇七月，小便不通。百医不得利，转加急胀，脉细弱。乃气血虚，不能乘载其胎，故胎压膀胱下口，所以溺不得出。用补药升起恐迟，反加急满，遂令稳婆⑦以香油抹手入产户，托起其胎，溺出如注，胀急顿解。却以参、芪、升麻，大剂服之。或少有急满，再托如前。[2]

丹溪曰：转胞病，胎妇之禀受⑧弱者；忧闷多者；性急躁者；食味厚者，大率有之。古方皆用滑利疏导药，鲜⑨有应效。因思胞不自转，为胎所压，展⑩在一边，胞系了戾⑪不通耳。若举起，悬在中央，胞系得疏⑫，水道自行，然胎之坠下，必有其由。一曰：吴氏宠人患此，脉之，两手似涩、重取则弦，然左手稍和。曰：此得之忧患，涩为血少气多，弦为有饮，血少则胞弱而不能自举，气多有饮，中焦不清而溢，则胞知所避而就下⑬，故坠。遂以四物加参、术、半夏、陈皮、生甘草、生姜，空心饮，随以指探喉中，吐出药汁，候少顷⑭气定，又与一贴。次早亦然。如是与八贴而安。此法初疑偶中⑮，后屡用皆效。仲景云：妇人本肌肥盛，头举身满，今反羸瘦⑯，头举中空，胞系了戾，亦致胞转，但利小便则愈。宜服肾气丸，以中有茯苓故也，地黄为君，功在补胞。（以上自《名医类案》卷十一）[3]

『注释』

①转胞：指以脐下急痛为主证的小便不通。

②闭：闭塞不通。

③形瘁（cuì粹）：形容困苦，面色黄瘦忧伤。

④胎系：即溺之系。

⑤粗（zhā扎）："渣"的异体字。

⑥探吐：探喉使之呕吐。

⑦稳婆：接生婆。

⑧禀受：受于自然的体质。

⑨鲜（xiǎn显）：很少，少见。

⑩展：辗转。

⑪了戾：指扭结在一起，不能伸直。

⑫疏：疏通。

⑬就下：趋向下。

⑭候少顷：等了一小会儿。

⑮偶中：偶然治愈。

⑯羸（léi 雷）瘦：瘦弱。

『 按语 』

[1] 因转胞引起小便秘塞，应补血养气，结合吐法升提其气；水道通畅后又防产前产后之虚。

[2] 病情紧急，以手托胎而使排尿治其标，再配合补药探吐升举下陷之气以治其本，方法堪绝。今可以导尿法以救其急。

[3] 丹溪反对用"滑利疏导"治疗转胞，主张以补气养血为主，助以吐法升提其气。至今仍为临床所用。

四十六、胎　　漏

丹溪治一妇人，年二十余，三个月孕，发疟疾后，淡血水下，腹满口渴。以白术、白芍、茯苓 各一钱，黄芩、归尾、川芎、陈皮 各五分，炙甘草 二分。[1]

一妇，年三十余，孕八、九个月，漏胎不止，胎比前时稍宽收小，血色微紫有块，食减平食三之一，腹微痛，无情绪。以人参、白术、白芍 各一钱，陈皮、川芎、茯苓、缩砂、大腹皮 各三分，香连藤 七叶，同煎。食前下三胜丸五十粒。（以上自《名医类案》卷十一）

『 按语 』

[1] 灵活运用当归芍药散，以苓术益气健脾，归芍和血柔肝，川芎、陈皮开郁行气以除满，黄芩清余热以消口渴。

四十七、堕　胎

一妇，年三十余，或经住、或成形未具①，其胎必堕。察其性急多怒，色黑气实，此相火太盛，不能生气化②胎，反食气伤精故也。因令住经③第二月，用黄芩、白术、当归、甘草，服至三月尽止药，后生一子。[1]

一妇，经住三月后，尺脉或涩、或微弱，其妇却④无病。知是子宫真气⑤不全，故阳不施⑥，阴不化⑦，精血虽凝，终不成形，至产血块，或产血胞。

一妇，腹渐大如怀子，至十月，求易产药。察其神色甚困⑧，难与之药。不数日，生白虫半桶。盖由妇之元气太虚，精血虽凝，不能成胎而为秽腐⑨，蕴积⑩之久，湿化为热，湿热生虫，理之所有。亦须周⑪十月之气，发动而产，终非佳兆，其妇不及月死。湿热生虫，譬之，南渠污浊，积久不流，则诸虫生于其间矣！（以上自《名医类案》十一卷）

『注释』

①具：完备，具备。

②化：造化，生成。

③住经：停经。

④却：还。

⑤真气：正气。

⑥施：施加，散布。

⑦化：化生。

⑧困：困倦，疲惫。

⑨秽腐：污秽，腐烂。

⑩蕴积：积累，郁结，积聚。

⑪周：循环，环绕。

『按语』

[1] 产前当清热养血，此乃丹溪千古名言，黄芩、白术为安胎圣药，本案更集中体现这一论点。

四十八、难　产

丹溪曰：世之难产者，往往见于郁闷①安佚②之人，富贵奉养③之家，若④贫贱辛苦者无有也。方书只有瘦胎饮一论，而其方为湖阳公主作也。实非极至⑤之言，何者，见用此方，其难自若。予族妹苦于难产，后遇孕，则触而去之⑥。予甚悯⑦焉。视其形肥而勤⑧于女工，构思⑨旬日，悟曰：此正与湖阳公主相反，彼奉养之人，其气必实，耗其气使和平，故易产。今形肥，知其气虚，久坐，知其不运，而其气愈弱。久坐，胞胎因母气不能自运⑩耳。当补其母之气，则儿健易产。今其有孕至五、六个月，遂于大全方紫苏饮加补气药，与十数贴，因得男而甚快。后遂以此方随⑪人之形色性禀⑫，参⑬以时令加减，与之，无不应者，因名其方曰：大达生饮。(《名医类案》卷十一）

『注释』

①郁闷：忧郁烦闷。

②安佚：佚通"逸"，安逸，安闲。

③奉养：尊奉供养。

④若：像。

⑤极至：最高明。

⑥触而去之：指用外力使胎儿流产。

⑦悯：悲伤，可怜。

⑧勤：辛苦。

⑨构思：思考。

⑩运：运动，转运。

⑪随：根据，依据。

⑫形色性禀：体形、颜色、先天体质。

⑬参：参考。

『按语』

丹溪从临床实际出发，创制益气养血、顺胎达生的大达生饮，解决了妇科难产大题，造福无限。

四十九、产　后

一产妇，阴户一物，如帕垂下，或有角、或二歧①，俗名产颓，宜大补气以升提之。以参、芪、术各一钱，升麻五分。后用川、归、芍药、甘草、陈皮，调之。

一产妇，年三十余，正月间，新②产十余日，左脚左手发搐，气喘不眠，面起黑色，口臭，脉浮弦而沉涩、右为甚。意③其受湿。询之，产前三月，时常喜羹汤、茶水。遂以黄芪、荆芥、木香、滑石、苍白术、槟榔、陈皮、川芎、甘草、芍药。四服后加桃仁，又四服而瀝瀝有声，大下水晶块，大小如鸡子黄与蝌蚪者数十枚而愈。乃去荆芥、槟榔、滑石，加当归、茯苓，调理其血，四十贴而安。[1]

一妇，产后胃虚，哭多，血再下，身润，脉沉。以当归、白术 各三钱，陈皮、芍药、川芎、生干姜、芩 各三钱，炙草 少许，分二贴。

一妇，因忧虑，堕胎。后两月余，血不止，腹痛。此体虚气滞，恶物行不尽。以白术 二钱，陈皮、芍药 各二钱，木通、川芎 各五分，炙草 二分，作汤下五芝丸六十粒，食前。（以上自《名医类案》卷十一）

丹溪治一妇，产后四肢浮肿，寒热往来。盖因败血流入经络，渗入四肢，气喘咳嗽，胸膈不利，口吐酸水，两肋疼痛。遂用旋覆花汤，微汗渐解。频服小调经，用泽兰梗煎汤调下，肿气渐消。（《古今医案按》卷九）[2]

『注释』

①歧：分岔。
②新：刚刚。
③意：怀疑，料想。

『按语』

[1] 此为正常孕产合并葡萄胎，病情严重，以行气活血利水为治，排出葡萄胎而安，足见丹溪妇科治疗功力。

[2] 旋覆花汤原治肝著，肝脏气血郁滞，着而不行，借以治此，当有所增味，

如泽兰、益母草等活血行水，荆芥解表行血。

五十、胎　毒

　　一妇，形瘦性急，身本有热，怀妊三月，适①夏暑，口渴思水，时发小热。遂教以四物汤加黄芩、陈皮、生甘草、木通。因懒于煎煮，数贴而止。其后生子二岁，疮痍遍身，忽一日，其疮顿愈②。遂成痎疟③，此亦胎毒也。疮若再作，病必自安，已而④果然。若于孕时，确守前方，何病之有？

　　一女得病⑤，遇阴雨则作，遇惊亦作，口吐涎沫，声如羊鸣。此胎受惊也，其病深痼⑥，须调半年可安，仍须淡味以助药力，与烧丹丸，继以四物汤入黄连。随时令加减，果半年而愈。

　　一人，连年病疟，后生一子，三月病左胁下阳明、少阳之间，生一疖甫平⑦，右腋下相对又一疖，脓水淋漓，几⑧死。医以四物汤、败毒散，数倍加人参，以香附为佐，犀角为使，大料乳母，三月而愈。踰⑨三月，忽腹胀，生赤疹，如霞片，取剪刀草汁，调原蚕砂敷，随消。又半月，移胀入囊为肿，黄莹裂开二丸显露，水出，以紫苏叶盛桴炭⑩末托，旬余而合⑪。

　　一子，年十六，生七个月得淋病⑫，五、七日必一作，其发则大痛，水道方行，下如漆和粟者，一盏方定，脉之轻则涩，重则弦，视其形瘦而长、青而苍。意其父必服固下部药，遗热在胎，留于子之命门而然。遂以紫雪和黄柏末，丸梧子大，晒极干，汤下百丸。半日，又下二百丸，食压之。又半日，痛大作连腰腹，水道乃行，下漆和粟者碗许，痛减十之八。后与陈皮 一两，桔梗、木通 各半两，又下合⑬许而安。父得燥热，尚能病子，况母得之者乎！

　　一小儿胎受热毒，生下两目不开。灯心、黄连、秦皮、木贼、枣，水一盏煎，澄清频洗而开。（以上自《名医类案》卷十一）

『注释』

①适：正逢，正值。
②顿愈：忽然痊愈。
③痎（jiē皆）疟：疟疾的古代统称。

④已而：不久。

⑤痫：一种发作性神志异常的疾病。

⑥痼（gù 固）：久病。

⑦甫平：甫，开始。刚刚开始平复。

⑧几：几乎，差不多。

⑨踰（yú 鱼）：同"逾"，超过。

⑩桴（fú 浮）炭：轻而易燃的炭。

⑪合：指皮肤愈合。

⑫淋病：病证名。通常是指小便急迫、短、数、涩、痛的病证。

⑬合（gě 葛）：量词，一升的十分之一。

五十一、中　毒

朱丹溪解中毒药方，用五倍子 二两重研细，用无灰酒①温调服。毒在上即吐，在下即泻。（《续名医类案》卷二十二）

震亨曰：玄明粉火煅而成，其性当温。曰：长服、久服，轻身固胎，驻颜益寿，大能补益，岂理也哉？予亲见一二朋友，不信予言而亡，故书以为戒!（《本草纲目》卷十一）

『注释』

①无灰酒：不放石灰的酒。古人在酒内加石灰以防酒酸，但能聚痰，所以药用须用无灰酒。

五十二、其　他

一人，茶癖，用石膏、黄芩、升麻为末，砂糖水调服，愈。

一人，爱饮茶，用白术、石膏、片芩、芍药、薄荷、胆星为末，砂糖调膏，津液化下。（以上自《名医类案》卷五）

主要参考资料

北京中医学院. 1964. 中医各家学说. 上海：上海科学技术出版社

高忻洙，张载义. 1990. 古今针灸医案医话荟萃. 合肥：安徽科学技术出版社

苟香涛. 1981. 历代名医传选注. 昆明：云南人民出版社

光明中医函授大学. 1995. 名医医案选读. 北京：光明日报出版社

萧源. 1986. 永乐大典医药集. 北京：人民卫生出版社

姚若琴，徐衡之. 1988. 宋元明清名医类案. 上海：上海书店出版社

俞震. 古今医案按. 光绪癸未年重刻版，吴江李氏藏版